U0954976

爱心帖

专家提示

心肌梗死的防治

*戒烟限酒：烟草中有很多种致病物质，加重动脉粥样硬化的发生，促进冠心病的形成。还可以使血脂升高，促进了心肌梗死的发生发展。少量饮酒有扩张血管、活血通脉、消除疲劳的功效。但经常饮酒过量可导致血压升高、肝硬化，且增加心脏负担，诱发心肌梗死。

*饮食调节：低盐、低脂、低胆固醇清淡饮食，少量多餐。避免吃过冷、过热、过量和刺激性的食物。

*休息：发病第一周内绝对卧床休息，保持环境安静，限制探视，日常生活由他人照顾。第二周在床上做肢体活动，以卧床休息为主，看病情允许适当床旁活动。

《专家诊治冠心病》

挂号费丛书 **升级版**

姓名		性别		年龄		就诊卡号	

专家诊治

冠心病

科别	心内科	日期		费别	

主　编　王一尘

升级版

附爱心帖

药价	

上海科学技术文献出版社

图书在版编目（CIP）数据

专家诊治冠心病 / 王一尘主编．—上海：上海科学技术文献出版社，2012.3

ISBN 978-7-5439-5131-0

Ⅰ．①专… Ⅱ．①王… Ⅲ．①冠心病—诊疗 Ⅳ．①R541.4

中国版本图书馆 CIP 数据核字（2011）256303 号

责任编辑：何　蓉
美术编辑：徐　利

专家诊治冠心病
王一尘　主编
*
上海科学技术文献出版社出版发行
（上海市长乐路 746 号　邮政编码 200040）
全 国 新 华 书 店 经 销
昆山市亭林彩印厂有限公司印刷
*
开本 850×1168　1/32　印张 5.375　字数 120 000
2012 年 3 月第 1 版　2019 年 12 月第 4 次印刷
ISBN 978-7-5439-5131-0
定 价：15.00 元
http://www.sstlp.com

总序

随着人们物质文化生活水平的提高，一旦生了病，就不再满足于“看病拿药”了。病人希望了解自己的病是怎么得的？怎么诊断？怎么治疗？怎么预防？当然这也和疾病谱的变化有关。过去，患了大叶性肺炎，打几针青霉素，病就好了。患了夜盲症，吃些鱼肝油丸，也就没事了。至于怎么诊断、治疗，怎么预防，人们并不十分关心。因为病好了，没事了，事过境迁，还管它干嘛呢？可是现代的病不同了，许多的病需要长期治疗，有的甚至需要终生治疗。许多病不只需要打针服药，还需饮食治疗、心理调适。这样，人们自然就需要了解这些疾病的相关知识了。

到哪里去了解？当然应该问医生。可是医生太忙，有时一个上午要看四五十位病人，每看一位病人也就那么五六分钟，哪有时间去和病人充分交谈。病人有困惑而不解，自然对医疗服务不满意，甚至对医嘱的顺从性就差，事实上便影响了疗效。

病人及其家属有了解疾病如何防治的需求，而门诊的医生爱莫能助。这个矛盾如何解决？于是提倡普及医学科学知识，报刊、杂志、广播、电视都常有些介绍，对一般群众增加些防病、治病的知识，当然甚好，但对于患了某病的病人或病人的家属而言，就显得不够了，因为他们有很多很多的问题要问。把与某一疾病相关的知识汇集成册，是一个

总序

好主意，病人或家属一册在手，犹如请来了一位家庭医生，随时可以请教。

上海科学技术文献出版社有鉴于此，新出一套“挂号费丛书”。每册之售价约为市级医院普通门诊之挂号费，故以名之。“挂号费丛书”尽选常见病、多发病，聘请相关专家编写该病的来龙去脉、诊断、治疗、护理、预防……凡病人或家属可能之疑问，悉数详尽解述。每册 10 余万字，包括数百条目，或以问诊方式，一问一答，十分明确；或分章节段落，一事一叙一目了然。而且作者皆是各科专家，病人或家属所需了解之事他们自然十分清楚，所以选题撰稿，必定切合需要。而出版社方面则亦在字体、版式上努力，使之更能适应各阶层、各年龄之读者需要。

所谓珠联璧合，从内容到形式，“挂号费丛书”确有独到之处。我相信病人或家属读了必能释疑解惑，健康的人读了也必有助于防病强身。故在丛书即将出版之时，缀数语于卷首，或谓之序，其实即是叙述我对此丛书之认识，供读者参考而已。不过相信诸位读后，必谓我之所言不谬。

复旦大学附属中山医院内科学教授

上海市科普作家协会理事长

杨秉辉

前言

以冠心病、脑卒中为代表的心脑血管疾病是影响中老年健康的主要疾病已经是不争的事实。目前我国心脑血管病患者已经超过2.7亿人，40岁以上的人群中约有57%的人患有不同程度的心脑血管疾病。据世界心脏联盟的统计，全球每死亡3个人就有1人是心血管疾病，全球每年因心脏病和中风死亡的人数高达1750万，占总的疾病死亡率的50%以上。在欧美等发达国家仅冠心病的病死率就已超过所有癌症死亡率的总和。据国家统计资料显示，我国心脑血管疾病的患病率、发病率、死亡率30年来持续上升，由20世纪60年代的死亡病因第十位跃居第一位，每年全国死于心脑血管疾病的人约有250万，约占总的因病死亡率的50%，略低于发达国家。

与人类在其他领域取得的巨大成就一样，对导致心脑血管疾病的危险因素的认识，心脑血管疾病治疗技术发展，已经有了长足的进展。对疾病本质的每次探索与了解，都是有价值的努力，都是从相对真理向绝对真理迈出的一步又一步。

本书尽可能把有关冠心病的基础知识和临床问题给读者做全面的介绍。读者对冠心病的真正面目了解得越清楚，采取的预防措施也就越正确，对医生所使用的各种治疗手段也就越能理解越能配合。

前言

祖国医学在防治各种疾病以及养生保健上有着丰富的经验,取得许多成果。祖国医学的辨证论治原则极其合乎人的个体差异,即每个冠心病者应该有其个性化的处方。正因为如此,本书仅仅对祖国医学治疗冠心病的一些原则予以介绍,具体的处方则不予收纳。

尽管笔者尽力想把本书写成科学性和通俗性完美结合的科普作品,但是水平有限、时间有限,仍不免有晦涩难懂或者举一废百之处,在内容上更有可能片面或者陈旧。诚请各位读者不吝指正。在写作中,也参考了许许多多专业书籍和有关科普作品,因为涉及作者甚多,无法一一列名,谨在此表示诚挚的感谢。

王一尘

目录

专家诊治 冠心病

ZHUANJIA ZHENZHI GUANXINBING

目录

了解一些冠心病的常识

诊断冠心病需要做的一些检查

专家诊治 冠心病 ZHUANJIA ZHENZHI GUANXINBING

目录

目录

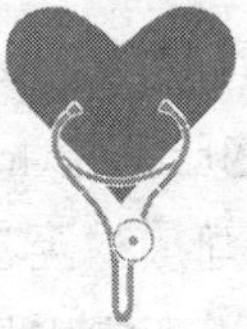

患了冠心病
可能会有的
一些表现

姓名 Name ________ 性别 Sex ______ 年龄 Age ______

住址 Address ________________

电话 Tel ________________

住院号 Hospitalization Number ________________

X 光号 X-ray Number ________________

CT 或 MRI 号 CT or MRI Number ________________

药物过敏史 History of Drug Allergy ________________

心绞痛

稳定性心绞痛的典型症状有哪些

典型心绞痛发作一般较突然，心绞痛部位在胸骨体上段或中段之后的压榨性、闷胀性或窒息性疼痛，亦可能波及大部分心前区，可放射至左肩、左上肢前内侧，达无名指和小指，偶可伴有濒死的恐惧感觉，往往迫使患者立即停止活动，重者还出汗。疼痛历时 1～5 分钟，很少超过 15 分钟；休息或含服硝酸甘油片，在 1～5 分钟内消失。常有诱发因素，如体力劳累、情绪激动、发怒焦急、过度兴奋、受寒、饱食、吸烟等。

稳定性心绞痛和劳力性心绞痛是不是一回事

顾名思义，劳力性心绞痛是指普通常见的体力劳动或其他如情绪激动等增加心肌需氧量的因素所诱发的心绞痛。劳力性心绞痛的特点是每次发作诱因比较明确，疼痛的部位相对固定，疼痛的程度和性质、持续时间等基本相同，因此与稳定型心绞痛的概念等同。但是患者切不可就认为增加心脏负荷引起的心绞痛都是稳定性心绞痛，对某些或许不是稳定性心绞痛而也是由于劳力增加诱发的心绞痛掉以轻心。例如初发性心绞痛属于不稳定心绞痛，如果不给予积极处理或许就会很快转变成急性心肌梗死。一部分初发性心绞痛在开始也有一个由于心肌耗氧量增加诱发心绞痛的因素,这样的心绞痛在 1 个月以后才能称之为稳定性心绞痛。

不稳定心绞痛有哪些类型

有 6 种心绞痛被公认为不稳定型心绞痛。

(1) 初发型心绞痛:该型是指心绞痛病程在 1 个月之内,以前从未发生过心绞痛的患者,此型患者年龄相对较轻,心绞痛可在不同劳力程度发作。头 1 个月内急性心肌梗死发生率在 10%左右。大部分可转变为稳定型心绞痛或症状消失。

(2) 恶化型心绞痛:该型是指稳定劳力型心绞痛患者短期心绞痛发作频率突然增加,疼痛程度加重,持续时间延长,一般发作时伴有心电图 ST 段显著压低,经内科治疗90%患者趋于稳定,但部分患者运动耐量可能较前降低。

(3) 自发型心绞痛:该型患者心绞痛发作是由于冠状动脉暂时性痉挛及其他动力性阻塞因素所致的一过性心肌缺血,与心肌耗氧量增加无明显关系。若冠状动脉痉挛致管腔完全或几乎完全闭塞,造成透壁性心肌缺血,心电图中出现 ST 段抬高,则可诊断为变异性心绞痛。

(4) 梗死后心绞痛:在急性心肌梗死后 1 个月内反复发作的心绞痛,是由于梗死相关血管残存狭窄,或其他冠状动脉严重狭窄引起心肌缺血,常于近期发生再梗死。

(5) 中间综合征:休息时胸痛持续 15 分钟以上,一次或多次发生,呈现介于稳定型心绞痛与急性心肌梗死之间的心肌缺血表现。此型患者易发生急性心肌梗死或猝死。

(6) 变异型心绞痛:由于冠状动脉痉挛引起的一种缺

血性心绞痛。这种心绞痛的发作与活动无关，疼痛发生在安静时，尤其在后半夜较多。发作时记录心电图可见 ST 段抬高，发作过后 ST 段下降，不出现病理 Q 波，其半年内发生心肌梗死及死亡者较多。变异性心绞痛的严重程度取决于缺血发作的程度、频度、持续时间。

不稳定心绞痛和稳定性心绞痛主要区别在哪里

不稳定心绞痛属急性冠状动脉综合征一种，稳定性心绞痛属于慢性缺血综合征，这两者主要的区别在于导致冠状动脉狭窄的斑块的改变。斑块发生破裂或者裂隙的，就会表现为不稳定心绞痛甚至急性心肌梗死。斑块相对稳定没有变化就不会出现急剧的改变只是保持一种相对缺血的状态，即为稳定性心绞痛。

什么是顽固性心绞痛

顽固性心绞痛是指传统的抗心绞痛药物均无效，又不适合做冠状动脉内介入治疗和冠状动脉搭桥术的心绞痛。

顽固性心绞痛的确立必须符合两个标准。第一个是患者经运动试验、激发试验、冠状动脉造影等手段证实，存在客观的心肌缺血的依据并产生严重的心绞痛症状；第二个是采用目前所有的治疗心绞痛的方法均无效，并且经心血管内、外科医师会诊后认为不适合做冠状动脉介入治疗或冠状动脉搭桥术。

老年性心绞痛有哪些特点

老年人心绞痛临床表现多不典型，以不稳定型较为常见。大部分老年人的心绞痛往往不如青壮年患者剧烈，常缺乏心前区疼痛，或疼痛不典型，不是缩窄或压榨样疼痛，常表现为心前区不适、心悸、闷压感，也有主诉牙痛、咽痛、肩背痛、上腹痛、心窝部疼痛。有的心绞痛患者发作时，常常表现为活动中出现呼吸困难，而这种表现易于被误诊为心功能减退或慢性肺疾病（如慢性支气管炎、肺心病）的加重，实际上这种模糊不清的症状就是心肌缺血的表现。有的表现为胃肠道症状（腹痛、恶心、呕吐）或神经精神症状。由此可见，心绞痛症状或者被合并的其他疾病的症状所掩盖，或者由于老年人感觉迟钝、记忆力减退而不易表达出来，同时缺乏急性心肌缺血性心电图改变，休息时心电图有1/2～1/3可以正常，故应引起大家的高度重视，以免误诊误治。

胆囊炎疼痛和心绞痛有何区别

胆囊炎和冠心病都是中老年人的常见病和多发病。胆石症胆囊炎发作引起胆绞痛，冠心病发作而引起心绞痛。许多患者同时有这两种疾病，既有胆石症，又有冠心病，而且这两种疾病引起绞痛在临床表现上又差不多，所以容易彼此混淆。有人做过统计，45 岁以上的冠心病患者中约1/4有胆囊疾病。而没有冠心病的患者仅 1/16 有胆囊疾病；45 岁以上的胆囊疾病患者中约 1/2 有冠心病，没有胆囊疾病的仅 1/6 有冠心病。说明冠心病患者比没有冠心病的人容易得胆囊疾病，而有胆囊疾病患者比没有胆囊疾病的人容易得冠心病。在人体解剖中，由于心脏受胸 2～6 脊神经支配，胆囊受胸 4～9 脊神经支配，两者在胸 4～5 脊神经处有交叉现象，当胆绞痛和胆囊内压升高时，可通过脊髓节神经反射，引起冠状动脉收缩、狭窄、血流减少等反应，导致心肌缺血、缺氧，发生心绞痛。胆道梗阻和感染可引起内毒素血症，毒素一方面损害血管内皮细胞和血小板；另一方面可以激活凝血系统，产生凝血功能紊乱，导致冠状动脉不完全堵塞，引发心绞痛。另外，胆囊疾病的人血流中胆盐的增高可以作用于心肌的传导系统，产生各种心律失常，也可引起心绞痛。因为胆绞痛和心绞痛发作时的表现差不多，而在治疗上两种疾病的方法又不一样，所以，在一个患者发作绞痛时，究竟是胆绞痛，还是心绞痛，不仅是患者急于想搞清楚的，也是医师应该加以区别的。一般来说，胆绞痛大多在吃大量脂肪性食物后发作，心绞痛则多在情绪激动、过度疲劳或饱餐后发作。胆绞痛发作的时间较长，而心绞痛则发作的时间较短，大多在数分钟到一刻钟左右。胆绞痛发作时，右上腹胆囊部位有明显的压痛，而心绞痛则没有。如果做心电图检查就比较容易区别，胆绞痛患者的心电图改变很小，绞痛减轻或缓解后心电图可恢复正常，而心绞痛患者的心电图则有较长一段时间不正常。患胆石症或慢性胆囊炎的老年人，特别是急性发作时，应警惕心肌梗死的发生。特别是出现精神举止改变、胸闷、咳嗽、血压下降、心律失常时，应及时送院治疗。

如何区别胃病和心脏病

心脏主管血液循环，胃容纳食物并承担部分消化功能，分别位于胸、腹腔内。但是，两者之间仅仅相隔一膈肌，同受自主神经支配，患病后又常以疼痛为主要表现，如不细致区分，即有混淆之虞。特别是胃肠道溃疡病，疼痛有时也非常剧烈，与心绞痛难以区别。如果老年人对疼痛敏感性差，叙述症状不清晰，更容易误诊。胃病，常在中年之前起病，病程较长。疼痛多由进食不当，如吃冷、硬、刺激性食物等，或因气候骤变诱发。疼痛发生的部位在上腹部，性质似烧灼感带闷胀感，平素多有反酸、嗳气现象。发作时，一般不影响正常活动，病情常缠绵数日以至数周，采用解痉制酸药如胃舒平、硫糖铝等保护胃黏膜药物或者注射阿托品解痉药往往可以奏效。患者多喜上腹部保暖，如用手按压上腹可产生疼痛。冠心病所致的疼痛，常因劳累或情绪紧张激动引起，疼痛部位在胸骨后，性质如刀割，有压榨感、沉闷感，且可窜至右上肢内侧或颈、背部，常常迫使患者停止活动，持续数分钟或数小时。经休息或含服硝酸甘油等，心绞痛可以缓解。如果是急性心肌梗死，则不能缓解，但是常常伴有出冷汗、头晕等休克症状，或者晕厥。冠心病患者的胸痛多数有反复发作的病史。因此，凡中年及中年以上者，平素从无胃痛发生，突然出现胸或上腹疼痛，甚而仅为胸闷、气短感，都不应轻易断定为胃痛，应考虑到心绞痛或心肌梗死的可能性。对于平时有胃痛史的人，遇有疼痛和往常不同，也应当考虑到心绞痛或心肌梗死。如果做心电图检查，大部分急性心肌梗死可以提示诊断。也有一部分心肌梗死患者，不发生典型的心前区疼痛，或仅有轻度的胸闷、气短、恶心、呕吐，因此常易被忽略和延误诊治。医学上将这种现象叫做无痛性心肌梗死。对于这种患者尤应重视，宁可反复多查数次心电图，也不应该轻易诊断为胃病。

心肌梗死

急性心肌梗死有哪些征兆

急性心肌梗死多发生于中老年患者。这些患者多有几项冠心病危险因素。在一定的诱发因素的基础上发生。当然也有一些人在急性心肌梗死发作前没有任何诱因和先兆。如何判定是否发生急性心肌梗死？一般在患者出现以下症状时，一定要引起足够的重视，立即就医。

（1）心前区持续疼痛达半小时以上，甚至持续数小时；

（2）含服硝酸甘油缓解疼痛无效；

（3）疼痛常放射至背部、左肩、上肢或咽喉部；

（4）常伴有胸闷、憋气、大汗或濒死感；

（5）血压降低或心率过快，过缓。

对于过去曾经有过心绞痛的患者，如果本次心绞痛发作的疼痛程度、持续时间、用药能否缓解等与以往不同，特别要警惕可能是急性心肌梗死。也有少部分急性心肌梗死患者无症状或症状不典型，尤其是老年人。这类患者通常没有胸痛，而是出现上腹部、咽喉部甚至牙齿疼痛，或不明原因的晕厥、昏迷等。此时不论是否是心脏的问题，只要症状严重，疼痛持续不缓解，均应及时就医，明确病因，以免延误诊治。

急性心肌梗死有哪些特殊表现

急性心肌梗死的首发症状常是疼痛，疼痛多在胸骨后，呈压榨性、闷胀性或窒息性。但临床发现，很多急性心肌梗死患者，尤其是中老年患者，有时会出现以“牙痛”为首发症状。与“心肌梗死”相关的牙痛，医学上称之为“心源性牙痛”。可表现为：牙痛剧烈，但无明显牙病，同时伴有大汗淋漓、面色苍白、极度虚弱、濒临死亡的感觉；牙痛部位不确切，往往数个牙齿都感到疼痛；服用一般止痛药疼痛不能缓解。心电图检查有心肌缺血改变，或显示梗死波形；按心绞痛或心肌梗死治疗后牙痛消失。如果遇到患有高血压、冠心病的患者，一旦发生剧烈牙痛，又有上述表现者，一定要首先想到“心肌梗死”的可能性，及时进行心电图、CT、心肌钙蛋白等检查，必要时进行冠状动脉造影检查。

心律失常

冠心病容易并发哪些心律失常

心律失常指心律起源部位、心搏频率与节律以及冲动传导等任一项异常。心律失常和“心律紊乱”或者“心律不齐”等词的含义基本相同，可以混合应用。心律失常既包括节律又包括频率的异常。正常心律起源于窦房结，成人频率 60～100 次 /分，比较规则。窦房结冲动经正常房室传导系统顺序激动心房和心室，传导时间恒定；冲动经束支及其分支以及浦肯野纤维到达心室肌的传导时间也恒定。其中，任何一个环节发生病理或生理性变异，都会发生医学意义上的心律失常。

就冠心病而言，任何心律失常都会发生，临床上比较集中在两个导致心律失常的病理改变。

（1）冠状动脉缺血使得由冠状动脉供血的心脏传导系统产生异常，例如窦房结功能异常出现的病态窦房结综合征以及还达不到病态窦房结综合征诊断标准的与此有关的心律失常，例如窦性心动过缓、I 度房室传导阻滞等；

（2）心肌长期缺血形成的缺血性心肌病变产生的心律失常，如心房纤颤、期前收缩、传导阻滞等。

异位疼痛

异位疼痛是隐性冠心病症状的重要表现形式，因“远”离心脏常被忽视。这类疼痛最常出现在牙床、左肩臂或上腹部，其次是咽喉、手指或腕部、颈项部、背部，甚至会放射至遥远的下肢。这些疼痛表面上与冠心病风马牛不相及，实际上关系密切。虽疼痛部位各异，但多因情绪激动、疲劳等原因诱发，呈阵发性。服用一般止痛药无效，但服硝酸甘油类药物多可缓解。

胸闷、气短、头晕

（1）疲倦乏力：患者多表现为无任何原因可解释的疲倦，并常有心悸、出冷汗、血压降低、失眠等症状，严重时在活动后连伸直腰的力气都没有。

（2）胃部不适：其特点是憋闷、胀满的感觉，并伴有钝痛、灼心或有恶心、呕吐感、食欲下降、打嗝，有的大便后会有所缓解，但多不能完全消失。

(3) 呼吸困难：劳累甚至安静休息时都会发生严重的呼吸困难，或于夜间出现阵发性呼吸困难。表现为呼吸急促、呼吸拉长，甚至喘不过气来，静坐数分钟有所缓解，但当重新站起来和走动时，喘息又会立即出现。

(4) 胸闷、头晕：在心脏病发作的前几个小时、几天，甚至几个星期，身体就出现异常的感觉，如难以形容的胸闷、头晕、烦躁不安、肢体活动障碍、突然出现意识不清或短暂意识丧失等，甚至突然发生休克。

了解一些冠心病的常识

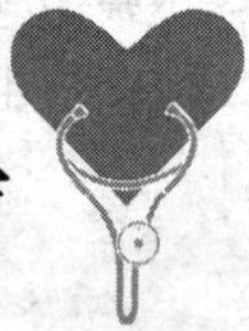

姓名 Name　　性别 Sex　　年龄 Age

住址 Address

电话 Tel

住院号 Hospitalization Number

X 光号 X-ray Number

CT 或 MRI 号 CT or MRI Number

药物过敏史 History of Drug Allergy

和拳头大小相似的心脏其结构怎样

人体所有活动的能量来自血液。动脉血液携带着氧和其他营养物质，通过大血管、小血管和毛细血管把生命活动不可缺少的氧和营养物质送往全身，又把生命过程中产生的二氧化碳和废物从全身组织及器官中带出。心脏给血液的流动提供动力，没有推动血液流动的力量，血液就会在血管床凝固淤积，生命就会停止。因此，心脏是生命之树长叶开花、结果繁殖的源泉。

心脏位于胸腔的纵隔内，膈肌的上方，夹在两侧胸膜囊之间。其所在位置相当于第 2～6 肋软骨或第 5～8 胸椎之间的范围。整个心脏 2/3 偏在身体正中线的左侧，1/3 在正中线的右侧。心脏的外形略呈倒置的圆锥形，大小约相当于本人的拳头。心尖朝向左前下方，心底朝向右后上方。把自己的手的五指尖端聚集，指端向下向左，腕部与胸骨接触，手的位置和大小就相当于心脏的位置和大小。

成体心脏内腔被完整的心中隔分为互不相通的左、右两半。每个半心在与冠状沟一致的位置上，各有一个房室口，将心脏分为后上方的心房和前下方的心室。因此心脏被分为右心房、右心室、左心房和左心室。分隔左、右心房的心中隔断部分叫房间隔；分隔左、右心室的叫室间隔。

全身静脉血液通过上、下腔静脉口回流进入右心房，流入右心房内的血液经右房室口流入右心室。在右房和右室交界口生有瓣膜，因为此处的瓣膜形态是 3 个底部相连尖端分开，所以命名为三尖瓣。三尖瓣瓣尖伸向右心室，尖瓣依靠长在瓣表面的腱索与右心室壁上的乳头肌相连。当心室收缩时，瓣膜舒展合拢封闭房室口使得血液不会向心房内逆流。右心室的出口叫肺动脉口，通向肺动脉。在肺动脉口的周缘附有三片半月形的瓣膜，叫肺动脉瓣，其作用是当心室舒张时，防止肺动脉的血液反流至右心室。

左心房通过四个肺静脉口收纳由肺回流的血液，然后经左房室口流入左心室，在左房室口处同样生有瓣膜。因为是两瓣，所以叫二尖瓣。左心室的出口叫主动脉口，左心室的血液通过此口流入主动脉，经过各分支动脉把血液输往全身各组织器官。在主动脉口的周缘也附有三片半月形的瓣膜，叫主动脉瓣。二尖瓣和主动脉瓣的形状、结构及作用与三尖瓣和肺动脉瓣的基本一致。

瓣膜的作用是保证心腔血液定向流动。当左心室肌舒张时，二尖瓣开放，而主动脉瓣关闭，血液从左心房流向左心室。几乎同时，右心室也舒张，三尖瓣开放，肺动脉瓣关闭，血液由右心房流向右心室。心室肌收缩时则相反：房室瓣关闭，动脉瓣开放，血液由左、右心室泵入主动脉和肺动脉。这样形成了心脏内血液的定向流动：上、下腔静脉→右心房→右房室口(三尖瓣开放)→右心室→肺动脉口(肺动脉瓣开放)→肺动脉→肺→肺静脉→左心房→左房室口(二尖瓣开放)→左心室→主动脉口(主动瓣开放)→主动脉，再进一步通过各级动脉分布至全身。

心脏的大小与本人的拳头相似，有趣的是，心脏泵血力量的强弱与本人的拳头强弱也成正比。人在安静状态下，心室每次射出的血量大约为 70 ml。人体内的血液总量大约为 4 000 ml，按心率 75 次/分计算，心脏每分钟泵血 5 250 ml，每天泵血的总量为 7 560 L。一个人如果活到 70 岁，一生中他的心脏泵血达 193 158 000 L。以每 L 血 1 kg 计算，总量可重达到 19 万 3 158 t。如果以万吨轮船来装载人的一生从心脏中泵出的血液，需要近 20 艘万吨巨轮。

能够量化的心脏功能指标是什么

心脏泵血量的多少反映心脏功能的好坏。在医学上，把心脏泵出血量作为衡量心脏功能的基本指标。这些指标有：

（1）每搏输出量：一侧心室在一次心搏中射出的血液量，称为每搏输出量，简称搏出量。在静息状态下，正常成年人左心室舒张末期容积约为 125 ml，收缩末期容积约 55 ml，两者之差即搏出量为 70 ml。

（2）射血分数：由于每个人的体型不一，体重不一，心脏大小的绝对值也就不一样。在充盈时心脏里所存在的血容量不同，所以用每搏输出量绝对值衡量心功能就有一定的偏差。把每搏输出量与心室舒张末期容积的百分比称为射血分数，正常值为 55%～65%，即每一次收缩时将心腔内的血液的一大半排出，留下的空间给心房向心室排血作准备。可想而知，心功能越好，则射出的血液的比值越大。当然由于心脏的结构所限，不可能一次收缩把全部的血液都排给下一个接受部位。对于心功能不好者，能够排出的比例不到 55%，比如只有 50%，严重者甚至不到 30%。

（3）每分输出量：一侧心室每分钟射出的血液总量，称为每分输出量，简称心输出量。心输出量是心率与每搏输出量的乘积，所以在一个乘数不变的情况下，另一个乘数越大，则心输出量也就越大。对于心率而言，绝不是越快心输出量越大。因为心率快到一定程度，心室的收缩或者扩张的时间就缩短，因此会减少心脏的每搏输出量和心脏的充盈量。心脏充盈不足，也必然影响每搏排血量。

（4）心脏指数：心脏指数也是用以校正个体体重差异

不同而提出的心功能指标。高大的人其体表面积必然比矮小的人大，以体表面积为分母，心输出量为分子，计算出的数值称为心脏指数。这个参数考虑不同体重、不同身高者其心输出量的绝对值必然不一样。用身高、体重对心输出量予以校正，才能使心输出量比较正确地反映心脏的功能。中等身材的成年人体表面积为 1.6～1.7 m^2，安静和空腹情况下心输出量为 5～6 L/min，故心脏指数为 3.0～3.5 L/(min · m^2)。安静和空腹情况下的心脏指数称为静息心脏指数，是分析、比较不同个体心功能时常用的评定指标。在不同生理条件下，由于代谢水平的变化，心脏指数也不同。

什么是 NYHA 心功能分级

全世界的医疗机构在诊断冠心病时，对于心功能都要有一个 NYHA 分级。NYHA 是美国纽约心脏病学会的简称。这项分级标准最初在 1928 年提出，以后又不断修改完善。标准主要根据患者自觉的活动能力把心功能划分为 4 级：

Ⅰ级：患者患有心脏病，但活动量不受限制，平时一般活动不引起疲乏、心悸、呼吸困难或心绞痛。

Ⅱ级：心脏病患者的体力活动受到轻度的限制，休息时无自觉症状，但一般体力活动下可出现疲乏、心悸、呼吸困难或心绞痛。

Ⅲ级：心脏病患者体力活动明显受限，小于平时一般活动即引起上述的症状。

Ⅳ级：心脏病患者不能从事任何体力活动，休息状态下出现心力衰竭的症状，体力活动后加重。1994 年美国心脏病学会对 NYHA 的心功能分级方案再次修订时，采用并行的两种分级方案。第一种即上述的4级方案，第二种是客观地评估，即根据客观的检查手段如心电图、负荷试验、X射线、超声心动图等来评估心脏病变的严重程度，分为A、B、C、D4级：

A级：无心血管疾病的客观依据；

B级：客观检查示有轻度的心血管疾病；

C级：有中度心血管疾病的客观依据；

D级：有严重心血管疾病的表现。

最新的心功能分级方法是什么

心力衰竭(心衰)是心脏病患者发展到晚期最严重的后果，而且一旦到了后期，更是难以控制，为此，国际上目前又采用一种新的分级方法。美国心脏病学会和高血压学会联合制定的心衰指南根据心衰发生发展的过程，将心衰分成A、B、C、D4期，也就是既包括了预防心衰的发生，也包括了心衰发生后的治疗。

A期指有心衰的危险因素但无结构性心脏疾病和心衰症状；

B期指有结构性心脏疾病但无心衰症状；

C期指有结构性心脏疾病并既往或当前有心衰症状；

D期指顽固性心衰，需特殊治疗。例如高血压病就是心衰的危险因素，对于一个高血压病患者来说，尽管还没有心衰症状，但是只要有了高血压病，就要想到将来发展到心力衰竭的可能性非常大，就应尽早采取措施防止病程恶化。这种治“未病”的观念，为心衰提供了一种从“治”到“防”的全面概念。

何谓"四不像"的心脏传导系统

为了保证心脏功能的完成，心脏里有交感和副交感神经系统。此外，心传导系统对于心脏有序正常活动具有重要特殊的作用。

心脏传导系统不是神经，不是血管，不是结缔组织，也不是普通的心脏纤维，它是由特殊的心肌纤维所构成，能产生并传导冲动，使心房肌和心室肌协调地规律地进行收缩。心脏传导系统是人体组织里的"四不像"。心脏的特殊传导系统由不同类型的特殊分化的心肌细胞所组成，包括：窦房结、房室交界区、房室束及其分支浦肯野纤维网。

(1) 窦房结：位于右心房和上腔静脉连接处，主要含有P细胞和过渡细胞。P细胞是自律细胞，位于窦房结中心部分。过渡细胞位于周边部分，不具有自律性，其作用是将P细胞自动产生的兴奋向外传播到心房肌。所谓"自律性"，指这类细胞具备的特殊功能。由于自律性细胞可以自发的不需要意识指挥控制发出冲动，才能够保证心脏在生命周期里无间歇的跳动。

(2) 房室交界区：又称为房室结区，是心房与心室之间的特殊传导组织，是心房兴奋传入心室的通道。房室交界区主要包括以下3个功能区域：① 房结区：位于心房和结区之间，具有传导性和自律性；② 结区：相当于光学显微镜所见的房室结，具有传导性，无自律性；③ 结希区：位于结区和希氏束之间，具有传导性和自律性。

(3) 房室束(又称希氏束)及其分支：房室束走行于室间隔内，在室间隔膜部开始分为左右两支，右束支较细，沿途分支少，分布于右心室；左束支呈带状，分支多，分布于左心室，房室束主要含浦肯野细胞。

（4）浦肯野纤维网：是左右束支的最后分支，由于分支很多，形成网状，密布于左右心室的心内膜下，并垂直向心外膜侧伸延，再与普通心室肌细胞相连接。房室束及末梢浦肯野纤维网的作用，是将心房传来的兴奋迅速传播到整个心室。

自律性 P 细胞会按照一定的节律兴奋心肌，产生收缩和舒张，完成心脏的功能。窦房结里的 P 细胞在正常情况下，每分钟产生 60～100 次冲动，因而使心脏跳动 60～100 次。所以把从窦房结 P 细胞冲动产生开始经过传导系统使心室、心房按顺序跳动的心脏跳动节律称为窦性心律。

冠状动脉的位置和作用是什么

心脏通过心房、心室和动脉、静脉把动脉血送至全身，又接纳全身的静脉血回到心脏，如此循环不息，维持人体功能，是生命存在的保障。心脏的收缩和舒张本身也需要能量，也需要营养。心脏活动所需能量的输入管道就是冠状动脉。

冠状动脉是升主动脉发出的第 1 对分支，起源于主动脉窦开口。冠状动脉分为左、右冠状动脉。左冠状动脉开口为 0.5～0.7 cm，右冠状动脉开口为 0.15～0.3 cm，冠状动脉开口可有变异，有时左冠状动脉有 2 个开口，一为左冠状动脉前降支开口，另一为旋支的开口；右冠状动脉开口可能缺如，或开口于左冠状主动脉窦。左冠状动脉由左冠状动脉窦发出，在左房室沟内斜行于肺动脉和左心耳之间，达左冠状沟后分为前降支、回旋支和两者之间分出的对角支，左冠状动脉主干长约 2 cm，有时极短。前降支为左冠状动脉的直接延续,沿前室间沟较靠右心室侧行至心尖,绕心尖切迹转向心脏膈面上,止于后室间隔下 1/3 处,与膈面后降支的分支相吻合,前降支沿途发出 3 个主要分支。血液供应左心室前壁,室间隔的前 2/3 及下 1/3 区域,前室间沟附近的右心室前壁,左心室乳头肌的大部分,左、右束支及心尖的全部。回旋支常于左冠状动脉主干呈直角分出,沿左房室沟左行在心脏左缘转向后面,终止于近心脏左缘的左室后壁。回旋支血液供应左心室外侧壁的大部分,左心室后乳头肌的大部分,前乳头肌的一部分,左心房和半数人的窦房结。对角支在前降支和回旋支之间或前降支近侧发出,分布到左心室前壁上部。右冠状动脉起自右冠状动脉窦,由主动脉根部前外侧壁呈垂直分出,斜向右下行走,经右房室沟在心脏右缘转向膈面、房室沟,向中线行至房室交叉或心脏十字处,止于后室间沟下 1/3 处。右冠状动脉血液供应右心房、右心室的大部分,左心室膈面或后瓣的一部分,左心室后乳头肌的部分窦房结。冠状动脉发自升主动脉的左、右冠状动脉,其静脉最终汇集成冠状静脉窦开口于右心房。供给心脏本身的血液循环叫冠状循环。

冠状动脉的主干加上左右冠状动脉,看上去像人戴的“帽子”,所以称之为冠状动脉。

冠状动脉的结构怎样

冠状动脉横切后能够看到的冠状动脉壁的组成结构与其他动脉大致一样。冠状动脉血管壁可分为 3 层:内膜、中膜和外膜。

内膜极其光滑,保证血液能够沿着管壁无阻力的流动。导致冠心病的原因就是冠状动脉内膜因为种种危险因素导致动脉粥样硬化，管腔因为斑块附着而狭窄使血液供应减少甚至缺如引起的所供给血液的心肌结构及功能发生改变。

中膜主要由平滑肌构成。平滑肌使血管收缩和舒张，保证了血管的扩张和弹性。

外膜主要由结缔组织构成，维持了血管的形态以及和其他组织的连接和依附。

动脉粥样硬化是怎样发展形成的

动脉粥样硬化引起的心脏和脑血管疾病曾经是居住在以西方发达国家为主的人群主要死亡原因。随着我国人民生活水平提高和饮食习惯改变，该病业已取代传染病成为我国主要死亡原因。动脉粥样硬化始发于儿童时期，经过10余年或者几十年无症状期的持续进展，通常在中年或者中老年出现症状。由于动脉粥样硬化斑块表现为脂质和坏死组织的聚集，因此往往认为动脉粥样硬化是退行性病变，也就是与年龄增加并存的不可避免的病变。现在认为，本病变是多因素共同作用的结果。从病理变化而言，首先是病变处于平滑肌细胞、巨噬细胞及T淋巴细胞的聚集；其次是包括胶原、弹性纤维及蛋白质多糖等结缔组织基质和平滑肌细胞的增生；第三是脂质，其中主要含胆固醇结晶及游离胆固醇和结缔组织。粥样硬化斑块中脂质及结缔组织的含量决定斑块的稳定性以及是否易导致急性缺血事件发生。从发生部位而言，动脉粥样硬化病变从内膜开始。一般先有脂质和复合糖类积聚、出血及血栓形成，纤维组织增生及钙质沉着，并有动脉中层的逐渐蜕变和钙化，病变常累及弹性及大中等肌性动脉，一旦发展到足以阻塞动脉腔，则由该动脉所供应血液的组织或器官即缺血，长期缺血即形成坏死。由于在动脉内膜积聚的脂质外观呈黄色小米粥样，因此称为动脉粥样硬化。

动脉粥样硬化最常见的发病部位在大动脉，例如升主动脉、降主动脉，其次是冠状动脉和脑动脉。心脏通过收缩和舒张给全身提供血液，而在完成这个重要工作时，心脏自身也需要血液营养，提供能量。冠状动脉就是给心脏供血的血管，脑动脉是给脑组织供血的血管。为了维持保障心脏和大脑功能，必须要有充分的血液供应。一旦冠状动脉和脑血管发生动脉粥样硬化，发生狭窄或堵塞，就表现为冠心病或者脑卒中，就会影响个体的健康、生活质量，严重者会失去生命。

冠心病动脉粥样硬化的病变有哪些阶段

冠心病即冠状动脉粥样硬化导致冠状动脉严重狭窄。冠状动脉狭窄的发生是逐渐开始渐渐严重的。其过程大致有如下 3 个阶段：

(1) 首先出现脂肪条纹，这是肉眼可见的动脉粥样硬化最早病变。尸检普查资料显示，3 岁儿童即可见到脂纹出现，9 岁以下儿童的主动脉脂纹检出率为 11.5%，10～19 岁为 48.96%。主动脉的脂纹为帽尖头斑点及宽为 1～2 mm、长短不一的黄色条纹，不隆起或稍微隆起于内膜表面，常见于主动脉后壁及其分支开口处。

(2) 接着出现纤维斑块。脂纹渐渐发展，内膜面散在不规则表面隆起斑块，颜色从浅黄或灰黄色变为瓷白色。

(3) 进一步发展出现的病变称粥样斑块亦称粥瘤，由纤维斑块深层细胞的坏死发展而来。内膜面可见灰黄色斑块既向内膜表面隆起又向深部压迫中膜。

复合病变是指在纤维斑块和粥样斑块的基础上继发的病变：

（1）斑块内出血：斑块内新生的血管破裂形成血肿，血肿使斑块进一步隆起，甚至完全闭塞管腔，导致急性供血中断；

（2）斑块破裂：斑块表面的纤维帽破裂，粥样物自裂口逸入血流，遗留粥瘤样溃疡。排入血流的坏死物质和脂质可形成胆固醇栓子，引起栓塞；

（3）血栓形成：斑块破裂形成溃疡后，由于胶原暴露，可促进血栓形成，引起动脉管腔阻塞，进而引起器官梗死；

（4）钙化：在纤维帽和粥瘤病灶内可见钙盐沉积，导致管壁变硬、变脆；

（5）动脉瘤形成：严重的粥样斑块底部的中膜平滑肌可发生不同程度的萎缩和弹性下降，在血管内压力的作用下，动脉壁局限性扩张，形成动脉瘤。动脉瘤破裂可致大出血；

（6）血管腔狭窄：中等大小的动脉弹性肌层可因粥样斑块而导致管腔狭窄，引起所供应区域的血量减少，导致相应器官发生缺血性病变。

如果冠状动脉狭窄到这样程度，在临床相应会出现许多有关症状，如不稳定心绞痛、急性心肌梗死或者猝死。

什么是导致冠心病的危险因素

为什么会发生动脉粥样硬化呢？是什么原因使原本光滑的血管变得坑坑洼洼呢？为什么有的人动脉粥样硬化发

生得早，例如到了中年就发生急性心肌梗死或者脑卒中，而另外一些人却发生得很晚，甚至到了耄耋之年还没有出现明显的动脉粥样硬化症状呢？尽管目前对导致动脉粥样硬化的原因还没有完全知晓，但是也已经对某些因素有了一定的了解。因为动脉粥样硬化在人体引起的疾患主要在冠状动脉，冠状动脉因为粥样硬化导致狭窄的冠心病也是威胁人类健康的最主要疾病，所以通常把导致动脉粥样硬化的危险因素也看作是导致冠心病的危险因素。

冠心病危险因素，也称为易患因素，可以分为两大类，一类称为不可改变的因素，另一类为可改变的因素。如年龄大小、男女性别和家族史这样的危险因素是没有办法改变的客观存在，所以称之为不可改变的危险因素。与之相对的是那些可以通过主观努力（在医学称为干预）可予以改变的因素，则称为可改变的因素。这类因素有很多很多，其中最主要的是高血压、高胆固醇、高血糖和不良的生活方式。

年龄、性别与冠心病有什么关系

动脉硬化，并非从中年开始，而是从幼年开始就逐渐发生，只不过是随着年龄的增长，其病变程度加重、速度也加快而已。3 岁夭折的幼儿的冠状动脉壁上就可以看到脂肪条纹存在。20 岁的美国飞行员的血管壁上已经有轻度动脉粥样硬化形成。

冠心病的发病随年龄的增长而增高，程度也随年龄的增长而加重。自 40 岁开始，每增加 10 岁，冠心病的患病率增 1 倍。男性 45 岁，女性 55 岁以后，冠状动脉硬化发展比较迅速，随之各种冠心病的发病率也就迅速增加。女性绝经期前发病率低于男性，绝经期后与男性相等。50岁以前，男女冠心病发病率约为3∶1，到60岁就基本相同。女性冠心病发病晚，但是一旦发生后，则严重程度要比男性高。

冠心病与性别、年龄的这种关系与身体里的哪些变化有关还不很清楚。目前的观点认为至少与男女的脂代谢特点有关。这就是说，危险因素的“可改变”与“不可改变”概念也只是相对而言。对脂代谢的干预或许能够干预不可改变的危险因素。

在45～50岁以前，女性的血胆固醇水平低于男性。女性停经期平均约50岁，随着血雌激素水平的下降，女性的胆固醇水平会高于男性。人类和动物的雌激素可以增加低密度脂蛋白受体的活性，因此降低低密度脂蛋白水平，使动脉粥样硬化发生的速度减慢。这也就是在平均停经5年即55岁后女性冠心病发生明显增加的原因。

在我国，原先仅是中老年人才患的冠心病，如今发病年龄有年轻化的趋势。现在35岁以下的青年人群患冠心病的比例在不断上升，最小的患者只有20岁。这些病例多有肥胖、高血压表现，多在工作压力大处于严重应激状态下发生急性心肌梗死。

遗传和冠心病有何关系

冠心病是多因素导致的疾病，遗传也是其中一个因素。有冠心病家族史者的冠心病发病率比无此家族史者的发病率要高也是事实。不过有两个问题一定要记住。第一，所谓阳性家族史是指父母中男性45岁前、女性在55岁前，即发生诊断明确的冠心病或其他与动脉粥样硬化有关系的心脑血管疾病。如果父母在古稀之年患有上述心脑血管疾病，就不能说成有“冠心病家族史”。对于男性以45岁为界限、女性55岁为界限这个标准也只是相对而言。确切地说，父母发生与动脉粥样硬化有关的疾病的时间越早，子女发生这类疾病的可能性也越大。这里切切不要误会成父母得了冠心病，子女就一定也会患冠心病。许多父母有冠心病的患者往往有这样的包袱。冠心病本身是个多因素导致的疾病，遗传只是许许多多有关因素中的一项。因此第二点是就遗传而言，在生物的发育成长过程中，始终存在“遗传和变异”，两者缺一不可。如果只有“遗传”，下一代与上一代完全一模一样，人类就不会像现在这个样子，至今还应该是古猿，是猩猩，而不会是有智慧有语言的现代人。如果只有“变异”，子女与父母完全不相像，亲子鉴定就没有什么价值了。所以说，有冠心病家族史不一定非得患冠心病。反过来，没有冠心病家族史的人，也不能因为这个理由就以为自己是“冠心病”的免疫者，就不注意采取预防冠心病的措施，结果反而患了冠心病。

从遗传分析，冠心病的一些可改变危险因素也有遗传关系。

如高胆固醇血症中的低密度脂蛋白的高低就与遗传有关。这种脂蛋白受体基因如果发生突变引起受体功能障碍可以导致胆固醇水平明显升高。在人类，这种受体异常的最典型例子是家族性高胆固醇血症。家族性高胆固醇血症是常染色体显性遗传性疾病，以杂合子患者多见。在人群中，约500个人中有1个患者。纯合子的比例更少，约百万分之一。因此，现在的高胆固醇血症患者中除了极少一部分真正有家族史外，大多数为饮食结构不合理及缺乏体力活动所致。

与遗传有关的冠心病和通常所称的遗传性疾病有很明显的区别。某一个家庭内冠心病患者较多，往往是由于一家人长期共同生活，有相同或近似的生活习惯，甚至在为人处世的性格上也差不多。比如，吃得咸，喜油腻，不爱活动，工作顶真，性格执著，不善于在情绪上自我放松，等等。这些其实都是可以改变的危险性因素。只要认识到这些因素对健康的不利影响，就可以逐步改善以至做到完全改变，从而使冠心病发生的可能性降低。

例如，欧美国家是冠心病高发国家。如果按一般遗传或家族的概念去衡量，他们中的“冠心病家族”一定比我国多得多，他们的年轻人中发病率也似乎应有越来越多的趋势。但事实上，近些年来，这些国家的冠心病发病率却有所减少。主要原因就在于一旦认识到冠心病是个多因素疾病，除了性别、年龄和遗传外，更重要的是高血压、高血脂、高血糖以及生活方式等后天因素，所以从国家到个人，从疾病指南到科普宣传，从舆论到个人措施，全面地防治心脑血管疾病，增进健康素质，取得了显著的效果。20 世纪 70 年代至今，芬兰、美国、加拿大等国家的冠心病死亡率已经逐步下降，平均每年下降 3%，例如，美国 10 年间下降了 35% 以上。本来和西方人相比，中国人具有更多的好条件，比如，传统的日常饮食用植物油，以蔬菜粮食为主，少量肉、蛋及奶类，这是一种符合健康要求的平衡膳食。在体力活动、生活习惯和心理状况方面，也有许多可取之处，这些都是中国冠心病较少的原因。但是近年来随着社会发展与变化对人的心理冲击，膳食中食盐摄量较高，以及吸烟人数比例增加，随着肥胖、高血脂、高血压、糖尿病等疾病增加，冠心病发病率逐年攀升。与遗传、年龄和性别比较，后天因素更值得重视。

为什么必须重视控制冠心病可以改变的危险因素

冠心病的所谓可改变因素，指通过后天的调整可以被控制或者被缓和的危险因素。例如高血压、血脂异常、高血糖等。这些危险因素的出现，本身或许也和遗传、性别有关，但是，通过后天的努力，比如生活习惯的改变，药物控制，就可以使升高的血压恢复正常，异常的血脂代谢回到正常水平，过高的血糖降下来。而遗传、性别这类不可改变的危险因素，却是无论如何无法改变、已经确定的，不论男性或者女性，已经被复制父母的遗传密码。因为不可改变的危险因素的确没有办法予以干预，所以对存在可以改变的危险因素的患者来说，就更加应该积极采取种种办法，纠正可以改变的危险因素。

何谓高血压

在所有的冠心病危险因素中，高血压具有独特的地位：一方面，高血压是导致冠心病的最重要因素，高血压本身也是心脑血管疾病；另一方面，高血压又是一种完全可以控制的疾病。高血压促进动脉粥样硬化，多发生于大、中动脉，包括心脏的冠状动脉、头部的脑动脉等这些要塞通道。高血压致使血液冲击血管内膜，导致管壁增厚、管腔变细。管壁内膜受损后易为胆固醇、脂质沉积，加重了动脉粥样斑块的形成。我国约有 1 亿高血压患者，每年新发生脑卒中病例约 300 万人，心肌梗死 60 万人，心脑血管病死亡人数约 260 万，平均每小时死亡 300 人。更令人担忧的是，心脑血管病发病和死亡人群日益呈现年轻化趋势，15 岁以上人群高血压患病率约为 14%，比 30 年前增加了 1 倍。

以冠心病死亡率为例，不管是收缩压升高还是舒张压升高，都会明显增加死亡率。收缩压从 120 mmHg 增加到 160 mmHg，或者舒张压从 70 mmHg 增加到 100 mmHg，冠心病年死亡率从 4%增加到 16%。如果把高血压患者的血压降至正常，脑卒中降低 34%、心血管事件降低 22%、心力衰竭降低 39%，与心脑血管事件密切相关的老年痴呆会降低 50%。弗兰汉明研究中从 1950～1989 年近 40 年随访资料显示，患有高血压的 10 333 名成人及其子女在干预高血压后严重高血压发病率减少，男性从 18.5%降低至 9.2%，女性从 4.5%降低至 1.1%。冠心病发生率也相应下降。英国的一项前瞻性糖尿病研究平均随访 8.4 年，随机、双盲、平行、对照多中心研究 1 148 名 2 型糖尿病高血压患者。结果表明严格控制高血压后，冠状动脉钙化的进程被延缓，颈动脉狭窄减少，脑血管事件减少，肾脏功能损害程度减轻，心脑血管事件的死亡率显著降低。

什么是单纯收缩期高血压

正常成人血压改变与年龄的关系：随年龄增加收缩压和舒张压均增加，60 岁后收缩压继续增加而舒张压不增或轻度下降。如果舒张压正常而收缩压升高，则为单纯收缩期高血压。

单纯收缩期高血压的根本原因是动脉硬化。50 岁以后单纯收缩期高血压患者增多，随年龄增加而大动脉弹性减少。澳大利亚 38 623 例 60～80 岁人群调查表明，单纯收缩期高血压占 40%。老年性高血压大多是单纯收缩期高血压。脉压是衡量高血压危害的另一个指标。

脉压是收缩压和舒张压的差值。在一定的舒张压时，收缩压越高脉压越大；或者在一定的收缩压时舒张压越大脉压越小。单纯收缩期高血压的舒张压在正常范围，收缩压超过正常，因此相对而言，这些患者的脉压较大。

舒张压和收缩压哪个对健康影响更大

就冠心病与血压的关系而言，收缩压和舒张压同样重要。平均收缩压 160 mmHg 的人群，冠心病的患病率比平均 140 mmHg 的人群要增加 4～8 个百分点。同样，舒张压每升高 10 mmHg 的高血压者，比起血压正常者，冠心病患病率也要增加约 5 个百分点。有研究提示，血压导致冠心病的危险程度，收缩压比舒张压更重要。例如，多危险因素干预试验以及弗兰汉明研究的材料都证明，冠心病的急性心肌梗死、心绞痛、猝死、非猝死性冠心病死亡与收缩压升高的关系均比舒张压升高更密切。

脉压与冠心病有没有关系

脉压与冠心病的关系近年来得到重视。脉压是收缩压和舒张压的差值，所以也可以称之为脉压差。如果收缩压是 150 mmHg，舒张压是 80 mmHg，脉压差即 70 mmHg。两个人有同样的收缩压，舒张压不一样，脉压也就不一样。同样，有着相同舒张压的两个人，收缩压不一样，脉压也不一样。脉压与冠心病发生率的关系比较复杂。从收缩压升高冠心病危险性增加、舒张压升高冠心病危险性增加这两个基本因素考虑，似乎是收缩压和舒张压都升高的患者其导致冠心病的危险更大。但是在流行病学调查中却发现一个有趣的现象，收缩压升高舒张压降低时，导致冠心病危险性最大。例如，收缩压 160 mmHg、舒张压 100 mmHg 的冠心病患者，年死亡率为 40‰。如果收缩压仍旧为 160 mmHg 而舒张压为 70 mmHg 时，冠心病患者的年死亡率增加 1 倍为 81‰。前者的脉压差为 60 mmHg，后者为 90 mmHg，尽管舒张压在正常范围。这种现象提示，脉压差大，比单纯收缩压升高或者舒张压升高或者两者都升高的危险性更大。对 1 924 名无冠心病者（其中男性 830 例、女性 1 094 例），年龄 50～79 岁，平均随访 4.3 年，结果发生 433 例冠心病，包括 187 例心绞痛，182 例急性心肌梗死，64 例因冠心病而死亡。分析了各种危险因素，包括年龄、性别、收缩压、舒张压和血脂、血糖等各种因素，结果表明以脉压大小的关系最明显。结合收缩压、舒张压分析，得出的结论是任何水平的收缩压，当舒张压越低，即脉压越大，冠心病发病率越高；任何水平的舒张压，当收缩压越高，也是脉压越大，冠心病发病率也越高。脉压越大，心血管危险越大。即使正常血压而脉压大于 50 mmHg，心血管死亡率增加 40%；高血压病者增加 48%，这种关系在男性中更明显。因此在高血压治疗中努力使脉压差小于 50 mmHg，也就是降低舒张压的同时，要求设想的收缩压也要下降。

收缩压和舒张压对脉压大小都有影响。在收缩压保持一定数据的基础上，舒张压越低脉压差越大。这就会产生一个“悖论”，即降低舒张压反而会带来更大的危险。

舒张压与冠状动脉灌注压有何关系

心脏的职责是通过收缩和舒张保持持续不断的给人体

的各个组织供血，也就是给组织提供能量。心脏要完成这项重要的工作，本身需要能量，也就是需要含有能量的血液。冠状动脉即是流淌灌溉心脏血液的河渠。冠状动脉分布在心肌的表面。当心脏收缩时，冠状动脉血管闭塞，没有血液流过；当心脏舒张时，冠状动脉畅通，血液在血管内流动。因此，舒张压是冠状动脉血液流动的动力。如果人体的舒张压低于 55～60 mmHg 时，冠状动脉内就没有血液流动。所以舒张压如果过于下降，会减少冠状动脉的供血，严重者会发生诸如急性心肌梗死这样的严重心血管事件。有报道老年高血压患者在舒张压降至 90 mmHg 以下时急性心肌梗死的危险增加了 4 倍。当然这个问题不是脉压差过大影响健康的唯一因素。

为什么高血压患者采取治疗措施以早为宜

要避免高血压带来的各种严重后果，患者还必须尽早采取防治措施为好。

诸多的临床试验结果显示，微小的血压降低即有显著的心血管获益，降压治疗应是“越早进行越好”。依据高血压危险分层的结果，针对性地实施包括高血压非药物干预在内的综合治疗。高血压的非药物干预是指针对高血压患者和高危个体存在的可控制的危险因素，指导患者和高危个体采取相应的预防措施、包括改善生活方式，消除不利于心理和身体健康的行为和习惯，达到预防和控制高血压以及减少其他心血管病发生危险的目的。对于无心血管疾病危险因素，高血压分级为 1 级的低度危险患者，应首先进行单纯非药物治疗，6～12 个月后视血压水平决定是否开始药物治疗；对于有 1～2 个心血管危险因素，高血压分级为Ⅰ级的中度危险患者，应首先进行单纯非药物治疗，3～6 个月后视血压水平决定是否开始药物治疗；仅对高血压危险分层处于中度危险以上的高血压患者，要同时开始非药物治疗和药物治疗。高血压非药物干预是所有高血压的基础治疗，应终身进行。

高血压患者是不是一定要终生服药

由于原发性高血压的病因是综合性的，许多致病原因还不很清楚，所以目前所用的降压药多是对症处理，也就是仅仅针对增高的血压将其降下去作为目标。但是，除了继发性高血压之外，也有一部分原发性高血压的血压也会降低恢复正常的。

比如某些青年学生在高考前因为紧张忙碌，加上内环境因素的影响，就可能发生高血压。一部分人在考试结束后会很快恢复正常，还有一部分人会持续很长时间。对后者，就有必要及时服用降压药。血压早一天恢复正常，对心脏以及全身血管的压力也会早一天恢复正常。

再比如有些老年人的血压也会随着年龄的增加恢复正常。这类老年人的血压，起先是收缩压越来越高，舒张压不增加甚至会降低。心脏收缩力是决定收缩压高低的主要成分之一，心脏收缩力减弱收缩压会相应降低。人到了耄耋之年或者在之前或在之后的年纪，心脏收缩力会相应减弱，最后会出现收缩压舒张压都降低到正常水平的状态。这时候当然就不需要吃药了。

服用降压药的目的是使升高的血压恢复正常，所以在不吃药时血压也能正常，就不需要服药。当然要防止这种情况：自己以为血压正常而实际上血压却不是正常状态，这时候停止用药当然是不对的。

对服用降压药忧心忡忡的患者一定要想到，如果在血压用非药物方式控制无效时，还拒绝用药，等到心、脑、肾等器官并发症都严重出现后，再吃药已经晚了。

如何合理科学地服用降压药

目前常用降压药至少可分 6 大类，每类药物中又有数种、十几种甚至几十种，而且还不断有新的药物推出。在众多的降压药中，可以根据下述 4 个原则选择合适的药物：

（1）有效：要减轻高血压对健康的危害，最主要的目标是把升高的血压降到正常范围，越快越早越好。因此，有没有良好的降压疗效是选择降压药的第一原则。患者在服用药物前通常会仔细阅读药物说明书，这是一种好习惯。要注意的是，不要把精力完全集中到药物的不良反应上去。市售的降压药都经过正规的上市前临床研究，负责的生产厂家会把上市前研究所观察到所有不良反应都罗列出来，尽管有的不良反应可能只是千分之一甚至更低，在实际中发生的可能性极小。患者的注意力主要应该是观察所服用的降压药是否有效，也就是能否把血压降下去。要准备一台准确的水银血压计，服用新药时每天多测量几次血压。有的药物起效慢，有的药物起效快，所以要根据药物的不同，通常持续测压 3～7 天，才能真正了解这种药物的疗效。没有降压疗效的药物，即使说明书上写着没有任何不良反应也不能用。对别人有效的药物对自己不一定有效，同样，对别人无效的药物对自己不一定没有效。

（2）长效：根据作用时间长短把降压药分为长效、中效和短效。长效药每天服1次，短效药每天服3～4次，中效药介于两者之间。高血压的主要危害是影响心、脑、肾的功能，导致心室肥厚、心力衰竭、脑卒中和肾功能衰竭。大量研究结果提示，高血压患者血压每天高低波动的幅度越大，对心、脑、肾的结构和功能的损伤就越大。两组血压平均值一样的高血压患者，血压波动大的一组比血压波动小的一组发生心、脑、肾并发症的比例更大，程度更严重。药物治疗后，血压保持得越平稳，对心、脑、肾的保护越明显。与短效降压药比较，长效降压药可以使血压平稳的下降，并且可以维持到下一次服药时。所以，对于同样有效的药物，应该选用作用时间长的一种。但是长效降压药一般较贵。从相同的时间段比较，1日1次的长效药1天只需1片，1日3次的短效药1天需要3片，但前者所需的金额可能是后者的几十倍。高血压患者通常需要终生服药，所以经济因素必须考虑。可以采取把短效药片掰开的办法使短效药发挥长效药的效果。例如每天3片每次1片分3次服用，可以变为每天3片每次1/3片分9次服用，使得每次用药后下降的幅度小但上升幅度也小，结果是血压上下的幅度也变小，接近长效降压药的效应。当然这样做会增加患者的麻烦，降低服药的顺从性。

(3)一药多效：对于并有其他疾病的高血压患者，要尽量选用不仅降压有效而且对并存疾病也有疗效或者至少不会恶化加重的药物。老年患者同时患有与增龄和动脉粥样硬化有关疾病的可能性非常大，充分发挥降压药的一药多效作用，能够减少用药数量。例如，高血压合并糖尿病的患者，就应该尽量选择血管紧张素转换酶抑制剂或血管紧张素受体拮抗剂，而不要首选利尿剂或者β-受体阻滞剂。糖尿病的主要病因之一是人体不能充分利用胰岛素，导致胰岛素的相对不足而使血糖升高。血管紧张素转换酶抑制剂能够提高周围组织利用胰岛素的效率，对轻型糖尿病有防止加重以及治疗作用，对于较严重的糖尿病也可以协同其他降糖药物取得疗效。利尿剂和β-受体阻滞剂则有诱发或加重糖尿病的可能性，特别是用量较大、用药时间较长时。对于曾经有过心肌梗死的高血压患者，只要心率不慢，就应该应用β-受体阻滞剂，减少发生快速性心律失常和猝死的可能性。对于并有前列腺肥大者，可以选用α-受体阻滞剂。α-受体阻滞剂还可以用于高血压合并血脂异常的患者。

(4) 联合增效：应用单一降压药标准剂量一般只能降低收缩压 10 mmHg，对于较严重的高血压患者达不到治疗效果。增加剂量后降压作用可以加强，但是不良反应也会增加。大部分降压药的降压疗效与增加量不是成比例增加，而不良反应却显著增多。所以，在遇到血压不能降至正常血压目标值时，无限制地增加药物剂量并不是合适的办法，而是增加用药的种类，就是联合应用 2 种甚至 3～4 种降压药。联合用药的好处除了可以增加疗效外，还可以把药物可能产生的不良反应抵消掉。例如钙拮抗剂降压效果明显，短效制剂价格低廉，不影响血糖和血脂代谢，临床使用较多。但是其不良反应也较多，如果联合其他降压药物，可以使降压效果更好，不良反应更少。对水肿患者可以合并使用利尿剂，对反射性心动过速患者可以合并使用β-受体阻滞剂。钙拮抗剂里的二氢吡啶类和非二氢吡啶类药物也可以联合应用，不仅使拮抗钙的作用加强，而且这两种钙拮抗剂的不良反应可以抵消。血管紧张素受体拮抗剂的不良反应不因用药剂量增加而增加，但是该药价格昂贵，起效较慢，所以合并应用利尿剂就是明智之举。利尿剂价格便宜，起效快，对代谢的不良反应也可因为合并使用血管紧张素受体拮抗剂而被减轻。

如何联合应用药物是个非常复杂的问题，不仅患者不易掌握，就是医师，也必须不断学习，不断总结经验，才可能达到得心应手的地步。目前已经有一系列固定配方的复方制剂，这些配方是在理论分析和大规模临床研究基础上提出的。但是，根据患者的高血压严重程度，并发的疾病，以及经济和心理状态，对患者采取个体化用药，仍然是医师的治疗原则。

何谓高脂血症

血液中有两种主要的脂质，即胆固醇和三酰甘油（甘油三酯）。所谓血脂，除了胆固醇和三酰甘油外，还包括数量较少的磷脂。在血液中循环的脂质，特别是胆固醇增高，能使心脑血管疾病发病年龄提前，发病率增加。无论是胆固醇升高还是三酰甘油升高，都称之为高脂血症。低密度脂蛋白升高也属于高脂血症的范围。但是，高密度脂蛋白的减低，虽然其意义也是促进动脉粥样硬化，却不能叫高脂血症。所以，用“血脂异常”这个术语能够包含更多的与血脂代谢有关的病理状况，比高脂血症更为合理。

胆固醇异常的危害是什么

动脉粥样硬化的过程开始于动脉血管壁的内皮细胞功能障碍，使血液中的单核细胞黏附并穿越内皮细胞层到内皮细胞层下。这些细胞能够吞噬大量的以胆固醇为主的脂类而形成泡沫细胞。泡沫细胞聚集在一起就成了脂质条纹。当更多的炎性细胞参与这一过程后，血管壁上的平滑肌细胞会增厚，共同形成脂质斑块，使血管壁变硬变脆，管腔狭窄。在心脏，表现为心肌缺血、心绞痛；如果斑块破裂就会使血管腔堵塞而造成心肌梗死。在脑部，表现为慢性脑供血不足，有头晕、头痛、记忆力减退等症状。如果脑血管堵塞或破裂则为脑卒中。

在1958年，美国、荷兰等7个国家对12 763名40～59岁的男性进行了研究，发现胆固醇水平在冠心病的发生上起关键作用。弗兰明汉研究也证明，每100 ml血中胆固醇高于300 mg的，90%可患冠心病；每100 ml血中胆固醇超过310 mg的比少于190 mg的人患冠心病危险增加7倍。血清总胆固醇每下降1%，冠心病的发生率也下降2%。同时也发现低密度脂蛋白与高密度脂蛋白的不同：前者越高，冠心病发生率越高，而后者相反，越高反而冠心病发生率越低。低密度脂蛋白水平每升高1%，则患冠心病的危险性增加2%～3%。通俗地说，低密度脂蛋白-胆固醇是“坏”胆固醇，而高密度脂蛋白-胆固醇是“好”胆固醇。

对血脂异常患者的调脂治疗也证实了及时控制可以预防治疗心脑血管疾病。例如著名的4S研究，研究了4 444名有冠心病并且有血脂异常的患者。将患者分成两组：1组服用降脂药；另1组不用。经过平均5.4年的随访，服药组的胆固醇水平下降了25%，低密度脂蛋白下降了35%，高密度脂蛋白上升了18%，与之相应的用药组因冠心病而死亡的人数比不服药组减少42%，加上其他心血管疾病而死亡者减少了35%，中风危险下降30%，糖尿病患者冠心病死亡率下降了55%。

三酰甘油异常与动脉粥样硬化有没有关系

三酰甘油与动脉粥样硬化的关系没有胆固醇明确，影响也没有那么严重。然而与白种人比较，中国人的三酰甘油异常的比例要高。由于目前所完成的一些大规模研究的对象多为胆固醇升高者，因此三酰甘油对人体健康影响的程度到底如何，还没有一个非常肯定的结论。但是有一点是非常肯定的：对于胆固醇同样高的人，如果三酰甘油增高，动脉粥样硬化的危险性也明显增加。另外糖尿病患者，如果三酰甘油升高，心脑血管疾病的危险性增加也是非常肯定的。

脂蛋白是什么

胆固醇和三酰甘油都不溶于水，在血液中必须和载脂蛋白(Apo)结合形成脂蛋白(Lp)才能随血液而被送往身体各处。脂蛋白就是胆固醇和三酰甘油加上载脂蛋白。用一个通俗的比方来说，载脂蛋白就像载货的交通工具，血脂就是被装载的货物，脂蛋白就是满载货物的交通工具。载脂蛋白可以分为好多种(如 ApoA、ApoB、ApoC)，就如交通工具有火车、飞机、汽车、轮船一样。

根据血脂成分和载脂蛋白成分不同，脂蛋白可以进一步区分为各种脂蛋白。这些脂蛋白在体内处于复杂的转化过程之中。其中，比较稳定而容易测定并且对健康关系最大、也是最明确的是高密度脂蛋白和低密度脂蛋白。高密度脂蛋白里载脂蛋白 A 多，所以是预防动脉粥样硬化的保护因素；低密度脂蛋白里载脂蛋白 B 多，因此是导致动脉粥样硬化的危险因素。

载脂蛋白的奥妙之处在于，不同的载脂蛋白，装载的血脂种类不一样，在身体里走的方向也不一样。例如，载脂蛋白 B 的任务是把胆固醇从肝脏运至动脉血管壁上，而载脂蛋白 A 则把血液循环中的胆固醇送到肝脏里进行代谢。从预防动脉粥样硬化角度而言，载脂蛋白 B 越多，动脉壁上胆固醇也就越多，越可能发生动脉粥样硬化；反之，载脂蛋白 A 把可能沉积在动脉壁上的胆固醇运走，所以有利于预防动脉粥样硬化。

为什么会发生胆固醇增高

引起胆固醇增高的原因，大致有以下因素：

(1) 饮食中胆固醇高：胆固醇摄入量从每日 200 mg 增加到 400 mg，可升血液胆固醇 5 mg。

(2) 食用过多饱和脂肪酸：理想的饱和脂肪酸占总热量的 7%，如果占到总热量的 14%，可使胆固醇增加 20 mg，而且多数是低密度脂蛋白。

(3) 体重增加：过高的体重会增加胆固醇的合成，促进肝脏输出载脂蛋白 B，使低密度胆固醇脂蛋白增加。

(4) 年龄：随着年龄增加，体重也会增加，但是因年龄增加使胆固醇升高并非全是由于体重的缘故。老年人分解低密度脂蛋白能力减弱而使胆固醇增加。年龄因素可能增加胆固醇 30 mg 左右。

(5) 绝经后妇女：50 岁前，女性的血胆固醇低于男性，随后会逐渐高于男性，其原因可能与体内雌激素减少有关。妇女在绝经期后总胆固醇约增高 20 mg。

(6) 其他因素：未能控制的糖尿病、甲状腺功能低下、肾功能衰竭都会使胆固醇超出正常范围。引起三酰甘油增高的原因：除饮食、遗传、严重的糖尿病和肾功能衰竭外，某些药物如雌激素、口服避孕药、噻嗪类利尿剂等也是常见的原因。习惯于静坐者的三酰甘油比坚持锻炼者要高。

化验血脂有什么重要性

由于动脉粥样硬化在中年开始呈现较快的发展过程，所以通常在进入中年以后要定期进行血脂检查。目前的血脂标准是在空腹普通饮食基础上确定的，所以在化验血脂时，也要在同样的条件下检验。即空腹 12 小时以上晨间取血，血化验前的最后 1 餐忌用高脂食物，不饮酒，生理和病理状态比较稳定的情况下进行化验，避免药物影响，如避孕药、β-受体阻滞剂、噻嗪类利尿剂、激素类药物等。首次发现血脂异常，应该在 2~3 周内复查，如果仍然异常，就可以确定血脂异常诊断。

为什么不同的人对血脂正常值的要求有所不同

在分析血脂是否正常对不同的人有不同的要求。就一般人而言，胆固醇的正常水平应该 <6.72 mmol /L (220 mg /100 ml)血，如果超过 6.72 mmol /L 就是高脂血症。高密度脂蛋白在 0.91 mmol /L(35 mg /dl)以上即是正常。但是如果有其他心脑血管危险因素，这个标准还要更严一些，胆固醇应该控制在 6. 2 mmol /L(200 mg /dl)以下。如果已经存在动脉粥样硬化的患者或者糖尿病患者，胆固

醇就应该降低到 4.68 mmol /L(180 mg /dl),高密度脂蛋白要达到 1.04 mmol /L(40 mg /dl)才是正常。不同的性别也有不同的标准。

血脂异常治疗包括哪些方面

血脂异常治疗包括降低胆固醇,降低三酰甘油,降低低密度脂蛋白,降低载脂蛋白 B 和升高高密度脂蛋白、升高载脂蛋白 A 等几个方面。

非药物治疗血脂异常有哪些方面

对于有血脂异常家族史者,应该把预防的年龄提前,在条件许可的情况下,定期化验血脂。尽可能避免服用可能导致血脂代谢紊乱的药物,例如高血压患者用钙拮抗剂和血管紧张素转换酶抑制剂对血脂影响就比较小。血脂异常并有糖尿病患者,应该积极控制血糖。因为两者同为心脑血管疾病的高危因素,而且高血糖会加重高三酰甘油,只有同时治疗,才会使预防治疗大血管病变取得良好的效果。

对高三酰甘油血症而言,采取低脂饮食非常重要,因为使血中的三酰甘油升高的主要原因是外源性的,或者说是吃进去的。即使是以内源性合成为主的高胆固醇血症,也必须减少食物中的胆固醇含量。富含胆固醇的食物在吸收后分解前,会增加血液中胆固醇含量,增加动脉壁上胆固醇沉积量。所以对中老年人,不论是否有血脂异常,饮食都应该以清淡为主,以新鲜蔬菜为主,不吃肥肉,特别不吃动物内脏。

用积极的方法控制体重对预防治疗血脂异常极为重

要，也极为有效。无论是长期还是短期体育锻炼都会降低三酰甘油水平，锻炼还可以促进低密度脂蛋白的分解代谢，增加高密度脂蛋白水平。吸烟可使三酰甘油水平升高近10%，但是戒烟后部分人会增加体重而不利于血脂代谢。所以对于吸烟者，在戒烟时要注意控制体重，以防体重增加影响血脂代谢。

调脂药物有哪些

除了以上这些非药物治疗方法外，还可以用血浆净化、外科手术和基因治疗等办法，但目前对于较严重的血脂异常，最多采用的方法还是药物治疗。可供使用的降脂药物有许多种类，这些药物各有特点。如胆酸隔离剂，通过促使胆酸排泄，使胆固醇消耗增加，低密度脂蛋白分解加速。其中常用的制剂如考来烯胺（消胆胺），其主要缺点是药物含有异味，常引起消化道症状，还可干扰某些药物的吸收。再如烟酸类药物，可以使胆固醇降低10%左右，低密度脂蛋白降低20%左右，三酰甘油降低30%，还可以升高高密度脂蛋白；主要的不良反应是面红、皮肤瘙痒和胃部不适；严重的不良反应有诱发或加剧消化道溃疡，少数会损害肝功能，甚至产生胆汁淤积性黄疸。鱼油制剂也可用于治疗血脂异常，其机制还不清楚，可以降低三酰甘油，对胆固醇作用不明显。主要的不良反应是消化道症状，如恶心、消化不良、腹胀等。使用最多的调脂药是他汀类和贝特类药物。

他汀类药物可以抑制胆固醇合成，加快低密度脂蛋白清除，还可以降低三酰甘油和升高高密度脂蛋白。这类药物的制剂有辛伐他汀、洛伐他汀、普伐他汀、阿托伐他汀等。中成药血脂康胶囊、脂必泰胶囊等药物的降脂作用也是因为含有他汀类药物。这类药物除了调脂效果较好以外，还可以预防动脉粥样硬化性疾病或者对已有这类疾病的患者发挥延缓病情发展恶化的作用。他汀类药物是治疗高胆固醇血症最常用的药物。各种他汀类药物具有同样的不良反应，如腹痛、腹泻、便秘、疲乏无力等，损害肝功能和引起肌病肌炎是比较严重的不良反应。贝特类药物可以显著降低三酰甘油20%～40%，升高高密度脂蛋白，也有一定的降低胆固醇作用，主要治疗三酰甘油增高。贝特类药物的主要不良反应是消化道症状，少数有肌病发生。

服用调脂药物应该注意哪些问题

在使用药物控制血脂异常时，要在医师指导下选择合适的药物，通常在治疗后6～8周后复查血脂以观察治疗效果。血脂达到正常范围后，也要坚持长期用药。如果某种药物效果不好，要增加药物剂量或者改用其他药物。不要随便联合两种降脂药物，防止发生严重不良反应。长期用药时，应该3～6个月复查血脂。要权衡降脂药物的利弊，针对具体情况采取不同的措施。胆固醇过高当然不利于人体健康，但是过低的胆固醇也会产生其他不良后果。胆固醇是神经系统组织的重要组成成分，因此必须防止所谓“胆固醇越低越好”而盲目应用降脂药的做法，特别是血脂水平处于临界值而肝脏功能不好者，应该尽量不使用对肝功能有影响的药物；而另一方面，也反对过分夸大调脂药对肝脏的不良作用。在常用剂量下，对肝功能正常者，目前市售的调脂药的安全系数还是很大的。

他汀类药物稳定斑块效果如何

斑块形成是动脉粥样硬化严重的标志，斑块破裂是病变突然加剧的原因，因此，如何稳定斑块是医学研究的重点。斑块破裂的重要原因是内皮功能受到损害，炎性标志升高，斑块表面的金属基质酶含量增多。据多个国家的研究，他汀类药物具有调脂外作用，可以不通过降低血脂而对人体与动脉粥样硬化有关的炎性标记物发挥作用，改善内皮功能，稳定粥样斑块。有一项研究，利用冠状动脉超声技术观察他汀类药物对斑块的影响。70 例急性冠状动脉综合征患者分为他汀类药物治疗组与对照组，6 个月后，治疗组斑块缩小 13.3%，对照组斑块增大 8.7%。655 例冠心病患者分为大剂量他汀类治疗组和普通剂量他汀类治疗组，18 个月后，大剂量组低密度脂蛋白下降 46.3%，斑块缩小了 0.4%，而普通剂量组低密度脂蛋白下降 25.2%，斑块却增加了 2.7%。韩国最近对 63 例冠状动脉疾患者进行治疗研究，半数患者服用他汀类药物，而其他一半患者服用安慰剂。研究小组发现，他汀类组患者的血清 C-反应蛋白水平明显低于对照组者，反映炎性水平的其他指标，如基质金属酶-9、肿瘤坏死因子-α 等也呈现这种趋势。

冠心病患者是否能多吃植物油

许多人对动物脂肪的害处了解得比较清楚，不管是不是高脂血症，只要进入中年，都尽量少吃肥肉。可是对多吃植物油的危害就不是很了解。植物油又称素油，动物油又称荤油，都属于脂肪一类。两者究竟哪一种好，应该以评定脂肪好坏的标准来具体分析：

(1) 含有多少不饱和脂肪酸。不饱和脂肪酸可以降低血液中胆固醇的浓度，对冠心病有一定的防治作用。

(2) 含有多少必需脂肪酸，如亚油酸、亚麻酸和花生四烯酸等。这些必需脂肪酸在人体内不能合成，必须从食物中摄取。人体缺少必需脂肪酸会使皮肤干燥、脱屑，伤口愈合不良，毛发干枯、容易脱落。

(3) 熔点是否低。熔点低的油类在肠道内比较容易被胆汁乳化，吸收利用率较高。

(4) 脂溶性维生素的含量是否高。这类必需的维生素通常随食物中的脂肪而进入人体。

从这 4 点标准而言，植物油和动物油各有千秋。植物油中所含不饱和脂肪酸较多，熔点较低、容易被消化吸收，并常常含有较多的必需脂肪酸。不少植物油，如花生油、豆油、玉米油、葵花子油等也都含有较多的维生素 E 和维生素 K，对健康有利。而动物油常常含有较多的饱和脂肪酸和胆固醇，熔点较高，吸收利用率较差，所以总的营养价值不及植物油。但动物油常含有较多的脂溶性维生素 A、维生素 D。但是这些都是相对的，不是绝对的。换言之，植物油固然不饱和脂肪酸比动物油含量多，但不是说它没有饱和脂肪酸。所以，对于一个冠心病患者，特别是并有高脂血症者，绝对不能认为吃动物油有害，因此就不加限制地食用过量的植物油。过多地食用植物油，给人体动脉粥样硬化带来的害处和动物油相似。正确的做法是，以植物油为主，动物油为辅，每天不超过 25 g。由于我国城市居民食用油平均摄入量竟高达 44 g，超标约 76%，所以食用油超标问题同食用盐超标一样，也已经引起广泛关注。或许不久，家家配备小油壶就像现在家家配备小盐勺一样会在全国普遍展开。

冠心病与糖尿病有什么关系

糖尿病是冠心病的一个重要的独立危险因素。糖尿病患者患冠心病的可能性比非糖尿病者增加 1 倍，糖化血红蛋白每增加 1%，心血管事件的相对风险增加 1.18 倍。美国心血管病学会的资料也显示，糖尿病患者中合并心血管疾病的比例约为 50%，而其中新诊断的糖尿病患者合并心血管疾病的比例为 25%，1998 年，在一项国际性研究中，总共 2 432 例的非糖尿病患者(1 373 例)和糖尿病患者(1 059 例)，根据心肌梗死史分为 4 组，随访急性(再发)心肌梗死发病情况。结果糖尿病和心肌梗死均无组、无糖尿病有心肌梗死组、有糖尿病无心肌梗死组以及有糖尿病也有心肌梗死组的急性(再发)心肌梗死的发生率分别为 3.5%、18.8%、20.2%和 45.0%。从这些数据发现，有心肌梗死者和有糖尿病者，其发生新的或者再发的急性心肌梗死的比例非常相似：18.8%对 20.2%。据此提出糖尿病是冠心病等的危症，也就是对于健康而言，糖尿病和冠心病具有相同的危险。

近年来，心血管疾病和糖尿病之间的密切关系得到了越来越广泛的重视。糖尿病患者是发生心血管疾病的高危人群，心血管疾病是 2 型糖尿病患者的主要死因。即便在糖尿病确诊前数年，此时血糖升高还未达到糖尿病诊断标准，心血管疾病的发生率就已开始显著升高。这表明，心血管疾病并不是在糖尿病发病以后才开始启动病变进程的。事实上，相当多的患者是先发生心血管疾病，在一段时间以后才出现糖调节异常，直至发生糖尿病。这种心血管疾病与糖代谢异常互为高危人群的关系，提示两者在发病机制上存在着共同机制。

糖尿病和冠心病有相同的发病机制吗

心血管疾病发生的重要病理变化在于血管内皮功能异常，而在内皮水平发生的炎症过程是心血管疾病发生发展的重要因素。炎症过程中产生的黏附分子使得单核细胞能够在内皮上沉着，基质金属蛋白酶等破坏了内皮的完整性，单核细胞进入内皮下形成泡沫细胞，构成了动脉粥样硬化的病理基础。同样是炎症反应激活而造成斑块的破裂脱落。心血管疾病患者无论是血液还是组织中的炎症标志物，如C-反应蛋白、白细胞介素等都处于高水平。从这个意义上说，心血管疾病是一种慢性低度炎性疾病。近期的研究发现，糖尿病同样存在炎症反应的过度激活。已经发现脂肪组织是一个巨大的内分泌器官，糖尿病患者的脂肪细胞分泌了大量的白细胞介素、肿瘤坏死因子等炎性产物，不仅造成了肌肉、脂肪等组织的葡萄糖摄取率降低，即造成胰岛素抵抗，同时作用在胰岛β细胞，引起β细胞凋亡，胰岛素分泌进行性减少。糖尿病患者的C-反应蛋白、白细胞介素-6等同样处于高水平。因此，糖尿病同样被认为是一种炎性疾病。由此可见，心血管疾病与糖尿病共同存在炎症反应过度激活的病理生理基础。

营养的摄取与消耗之间的失衡造成进入细胞的葡萄糖和游离脂肪酸增加，引起乙酰辅酶A超载，在线粒体电子传递链中产生过多的超氧化物，激活了炎症过程。这一过程同时发生在血管内皮、肌肉/脂肪和胰岛β细胞，分别引起心血管病变、胰岛素抵抗和胰岛素分泌的异常。由此不难理解，长期的营养失衡启动了不同组织的炎症过程，心血管病变和糖代谢异常的发生先后只是不同组织炎症损害的程度不同。

肥胖指数有哪些

评估是否肥胖的标准一般用体质指数。体质指数在不同的人种、不同的地区有不同的标准，在不同的时期也会对标准进行调整修改。在我国，轻体重为小于 18.5，健康体重为 18.5 到小于 24，超重为 24 到小于 28，肥胖为大于等于 28。体质指数的计算方法是以千克(kg)为单位的体重数除以以米(m)为单位的身高数平方。例如，一个体重 80 kg 身高 1.65 m 的男性则是用 80 除以 1.65^2，结果为 29.38，迈入肥胖的行列。腰围是近年来常用的另一个与肥胖有关的指数。测量腰围统一在人体肚脐水平位置，围腰一周的尺寸就是腰围数，一般用厘米(cm)表达。大腰围又称腹型肥胖，是预测胰岛素抵抗的最佳指标。因为大腰围表明腹部大网膜内脂肪沉积多。脂肪层过多的大网膜会降低胰岛素发挥调节血糖功能，医学上就以腹围大小来间接反映胰岛素抵抗状态。

胰岛素抵抗和代谢综合征的关系是什么

所谓胰岛素抵抗，是和代谢综合征意义相近的一种身体状态。代谢综合征是冠心病危险性的独立预测因子，与无代谢综合征者比较，发生冠心病的可能性要增加几倍。

世界卫生组织、美国和欧洲等学会都在近几年制定了代谢综合征的诊断标准，但这些标准不一定符合中国人的代谢综合征发病状况。这是因为中国人和外国人的体质状况不同。有关的流行病学及相关研究发现，中国人群的平均腹围远低于美国人，但是低高密度脂蛋白血症、高血压和高血糖的患病率与美国人群相当，而高三酰甘油血症的患病率又明显高于美国人。中国人的脂肪含而不露。用磁共振测定 690 名中国人的腹腔内脂肪面积表明，当体质指数仅处于国际上的超重范围（$\geqslant$25 kg /m^2～$<$30 kg /m^2）而尚未达到肥胖范围（$\geqslant$30 kg /m^2）时，男性和女性的内脏型肥胖已经分别达到了 53%和 41%，亦即中国人易发生内脏脂肪积聚。内脏脂肪积聚促成代谢综合征。当中国人的内脏脂肪达到 80 cm^2，但尚未达到 100 cm^{2}时，代谢综合征的患病率就已经与国外内脏脂肪在 100 cm^{2}以上人群相近。这提示着中国人有内脏脂肪积聚时的发病风险较高。

中国诊断代谢综合征的标准为：符合以下 4 项中 3 项可诊断：

（1）超重或肥胖（体质指数$\geqslant$25 kg /m^2）；

（2）空腹血糖$\geqslant$6.1 mmol /L 和（或）糖负荷后血糖$\geqslant$7.8 mmol /L 和（或）已确诊为糖尿病并治疗者；

（3）高血压收缩压 /舒张压$\geqslant$140 /90 mmHg，和（或）已确诊为高血压并治疗者；

（4）血脂紊乱，空腹三酰甘油$\geqslant$1.7 mmol /L 和（或）空腹血高密度脂蛋白-胆固醇（HDL - C）在男性中$<$0.9 mmol /L，女性$<$1.0 mmol /L。

尿酸和动脉粥样硬化的关系怎样

在体检中，许多中年以上的受检者的验血报告单中尿酸增高。血尿酸正常参考值范围因为检测方法和受检测人群的年龄不同而有所差别，一般成年男性为 150～420 μmol/L(2.0～7.0 mg/dl)，女性的标准较低，为 90～360 μmol/L(1.5～6.0 mg/dl)。尿酸增高除了会诱发痛风之外，研究发现，高尿酸与心脑血管疾病关系密切。高血压患者中高尿酸血症的患病率为 20%～40%，而痛风患者中高血压的患病率为 25%～50%。血尿酸每升高 1 μmol/L，心血管疾病的患病率升高 1 倍多。女性比男性的患病率增加更为明显。尿酸升高是代谢异常所导致，所以在血尿酸升高的同时，往往还伴有其他的与冠心病发病有关的代谢紊乱表现如肥胖、血糖升高、血脂紊乱，以及胰岛素抵抗等。用血管紧张素Ⅱ受体拮抗剂氯沙坦和 β-受体阻滞剂阿替洛尔比较治疗高血压效果，结果显示，这两种药物在降低患者的血压效果上相似，都能有效地控制血压保持正常。但是服用氯沙坦的一组患者，脑卒中(中风)发生率比服用阿替洛尔这一组患者少，脑卒中减少了 25.8%，而且严重心血管病变的风险也降低了 13%。同时观察到服用氯沙坦的这一组患者尿酸降低。分析显示，尿酸高低与脑卒中、心血管疾病发生率有显著相关性。血液中尿酸含量最高的 25%的患者中，脑卒中、心血管病的发生率高于尿酸含量最低的 25%的患者。该研究在 7 个国家及地区的 945 个医药中心同步进行，共 9 193 名左心室肥大症的高血压患者参与，约 5 年后得出结果。高血压者容易脑卒中，90%患者会因血管阻塞而脑卒中，而且其中约一半有高尿酸的问题。虽然目前学术界对尿酸与冠心病关系的认识还不很统一，但是大多数学者的观点还是认为高尿酸有害于身体，增加包括冠心病在内的心脑血管疾病的发生率。

高嘌呤食物有哪些

每100克食物中含100～1 000 mg嘌呤的食物为高嘌呤食物。包括瘦肉、内脏及其制品：肝、肾、胰、心、脑、肉馅、肉汁、肉精、牛肉、羊肉；肉汤：各种肉、禽制成的浓汤和清汤；鱼类：鲭鱼、大比目鱼、鱼卵、小虾、牡蛎、淡菜、凤尾鱼、沙丁鱼；禽类：鹅、鹧鸪。中嘌呤食物指每100 g食物中含90～100 mg嘌呤。其中有除上述高嘌呤食物以外的肉类、禽类、鱼类、贝壳类、干豆类、干豌豆、菠菜、扁豆、芦笋、蘑菇。低嘌呤食物指含嘌呤很少的食物。其中有谷类：各种精白的谷类及其制品，如大米或细加工的玉米面等，精白面粉及其制品，如面包、面条、蛋糕、饼干；乳类及其制品：鸡蛋、鸭蛋；蔬菜类：除中嘌呤食物以外的蔬菜，如卷心菜、胡萝卜、芹菜、黄瓜、刀豆、番茄、西葫芦等；各种水果；干果类：花生、杏仁、核桃；糖及糖果；各种饮料：汽水、茶、咖啡、可可等。

高尿酸患者应该如何进食

高尿酸患者约有一半超重或肥胖，因此摄入的总热量应该比正常饮食减少10%～15%，目的是适当减轻体重。不推荐用过激的措施减肥，饥饿及剧烈运动会增加血中的乳酸、β-羟丁酸浓度，使尿酸排泄减少而无益于降低尿酸。高脂饮食也会减少尿酸排出，所以即使是血脂正常者，也应该限制脂肪摄入量，每日在50 g以内。蛋白质的进量按每千克(kg)体重0.8～1.0 g计算。例如一个体重60 kg的人，每天最多可摄取60 g的蛋白质。选择牛奶、鸡蛋及植物蛋白为好。增加流质的摄取，最好保证每天2 000～3 000 ml 水分，以维持一定的尿量促进尿酸的排泄。避免或减少摄取酒类，因为乙醇可以抑制尿酸排泄，同时乙醇也促进嘌呤分解增加尿酸。由于高尿酸患者长期低嘌呤饮食，限制了肉类、禽类和豆制品摄入，或许会引起营养不良，所以在采用降低尿酸饮食的同时，宜适当增加铁剂及多种微量元素、B 族维生素及维生素 C 等。

血黏度高低指什么

血黏度是血液黏稠度的简称，是反映血液黏滞性的指标之一。影响血液黏稠度的因素主要有：红细胞聚集性及变形性，红细胞比积(压积)、大小和形态，血液中胆固醇、三酰甘油及纤维蛋白原的含量等。所谓高黏血症，是由于或几种血液黏滞因子升高，使血液过渡黏稠、血流缓慢造成，以血液流变学参数异常为特点的临床病理综合征。通俗地讲，就是血液过度黏稠了，是由于血液中红细胞聚集成串，丧失应有的间隙和距离，或者血液中红细胞在通过微小毛细血管时的弯曲变形能力下降，使血液的黏稠度增加，循环阻力增大，微循环血流不畅所致。

引起血黏度增高有哪些原因

其主要原因有：

(1) 细胞浓度过高：血液中的细胞数量相对增多。例如老年人体内水分相对减少，血液中的水含量也减少，那么血细胞的比例就会相对增大，由于血液中的液体成分减少，固体成分增多，血液中的黏度就自然升高。

（2）血液黏度增高：血液中除了红细胞以外，还有许多血浆蛋白，如球蛋白、纤维蛋白原等。这些大分子蛋白质增多时常与红细胞黏合成网格，增加了血液流动的阻力，导致血液黏度增高。

（3）血细胞的聚集性增高：血液中的细胞应该是单个执行功能，而不是积聚在一起的。当红细胞或血小板的结构出现某种异常时，红细胞和血小板就会积聚到一起，阻塞血管，形成血栓。

（4）血细胞的变形性减弱：人体内的毛细血管是很细的，最小的血管只能允许一个血细胞通过，而且血细胞在通过小血管时还要改变形状，以利通过，当血细胞的变形能力减弱时，通过小血管时很困难，影响血流速度，因而使血黏度增高。

（5）血脂异常：由于血液是全身循环的，所以血液中脂质含量过高时，可以使血液的自身黏度改变。另外，增高的血脂可抑制纤维蛋白溶解，使血液黏度稠度更加增高。血黏度的增高，有利于冠心病的发生，甚至诱发急性心肌梗死。

怎样知道自己有高黏血症

血液黏稠，流速减慢，这样，血液中脂质便沉积在血管的内壁上，导致管腔狭窄、供血不足，导致心肌缺血、脑血栓形成、肢体血管血栓等疾病的发生。有些中老年人经常感觉头晕、困倦、记忆力减退等，其中原因之一就是高黏血症。高黏血症的早期主要表现有：

（1）晨起头晕，晚上清醒；

（2）午餐后犯困；

(3) 蹲着干活气短;

(4) 阵发性视力模糊;

(5) 体检验血时,往往针尖阻塞和血液很快凝集在针管中;血液流变学(血流变)测定时,血液黏度"+ + +"以上,其他各项指数也显著增高。要确诊高黏血症应该去医院做血液流变学检查。

血黏度与冠心病有什么关系

美国医学界的研究人员过去 50 年来一直在研究人体血液中所含胆固醇、盐分和三酰甘油等物质的含量对人类心脏病的影响。他们发现,治疗心脏病的主要方法就是通过服用他汀类药物来降低血液中胆固醇的含量,并注意摄取适当的营养以及进行适当的运动。但是,心脏病专家们长期以来在治疗心脏病的过程中一直忽略了一个因素:血液黏度。临床研究表明,血液黏度过高会增加动脉工作压力,导致动脉粥样斑形成,进而引起心脏病发作。

人体血液变浓主要原因包括人体衰老、遗传以及胆固醇和脂肪含量过多。但是心脏病发作不一定是由传统医学上所认为的危险因素,如胆固醇升高所引起;血液黏度过高也是心脏病发作的主要诱因。

过高的血黏度使血流减慢,容易形成血栓而堵塞血管。尽管人体内存在自发性的降低血黏度、溶解血栓机制,但是在一些极端情况下,比如三酰甘油和胆固醇过高,血管存在狭窄,天气寒冷等情况下,血栓一旦形成后,会逐渐扩大,成为急性心肌梗死的启动因素。

血黏度过高怎么办

由于每个血黏度增高的人其原因各不相同，所以应该根据导致血黏度增高的原因有针对性地采取措施。一般而言，血液里的无形成分减少，是导致血液黏稠的最直接也是最容易纠正的因素，所以在大量出汗、服用利尿剂、腹泻等引起的身体失水背景下，都可使血的无形成分减少，有形成分相对增多，血液黏稠度自然增加。一旦饮水充足，体内水分得到补充，黏稠的血液便立刻被稀释。有形成分是血液黏稠的物质基础，能使血液变稠的有形物质有血液中的红细胞以及蛋白质等。红细胞数量越多、脆性越弱，血液黏稠度越高；血浆中的蛋白质、脂肪、糖越多，血液越黏稠；血液中纤维蛋白原的含量，对血液黏稠度的影响不容忽视，当纤维蛋白原增高时，血液黏稠度会明显升高。因此在高原生活时间较长的人，红细胞会代偿性增多，非常容易使血液变稠。这些人除了多饮水之外，一定要使用增加血液流动速度的药物，来对抗增加的红细胞使血液黏稠的负面作用。老年人血黏度容易增高，在清晨起床后要补充夜间皮肤、呼吸所消耗的水分。清晨不宜喝盐水，这样只会使血黏度增加。冷水会刺激胃肠血管收缩，有碍水吸收进入血液，也不宜饮用。理想的稀释水是 20～25℃的白开水或淡茶水，其张力、密度等都接近血液和组织细胞。多吃具有稀释血液功能的食物，医学家推荐以下具有血液稀释功能的食物：抑制血小板聚集、防止血栓形成的有黑木耳、洋葱、柿子椒、香菇及草莓、菠萝、柠檬等；具有类似阿司匹林抗凝作用的食物有番茄、红葡萄、橘子、生姜；具降脂作用的有香芹、胡萝卜、魔芋、山楂、紫菜、海带、玉米、芝麻等。血液过于黏稠的人，日常饮食宜清淡，少吃高脂肪、高糖饮食，多吃些鱼类、新鲜蔬菜和瓜果、豆类及豆制品。也可服用阿司匹林 40 mg，1 日 1 次；维生素 C 100 mg，1 日 3 次；双嘧达莫（潘生丁）片 50 mg，1 日 3 次；中成药复方丹参片 3 片，1 日 3 次。上述药物有改善血管壁功能，抑制血小板聚集和黏附，降低血液黏稠度，从而增加血液流速，防止血栓形成的作用。对于高脂血症引起的高黏血症，当然要服用调脂药，不然就无法纠正高黏血症。

正常的内皮细胞如何发挥抗血栓形成效应

血栓形成促进动脉粥样硬化，加重动脉粥样硬化形成的血管狭窄，特别是在急性冠状动脉综合征的发生、发展过程中起着关键作用。正常血管内皮功能有助于防止过度的血栓形成。

血栓形成的 3 大要素为：血管壁损害，血流停滞及血液抗凝系统异常。内皮细胞在正常情况下发挥抗血栓形成作用，维持血液流动性，但在血管壁受损和细胞素存在等外部因素作用下，组织因子被激活，内皮细胞抗血栓能力减弱，血栓就容易在血管壁内形成。在某些病理情况下，如内毒素的释放，细胞素等的刺激，亦可活化组织因子，引发弥散性血管内凝血。心肌梗死，脑梗死等疾病也是由于血管内皮的破损、脱落而引发血栓。这些情况都与血管内皮细胞抗血栓作用下降有关。血管内皮细胞抗血栓作用的机制主要通过合成和分泌抗凝因子，合成和分泌促进纤溶因子，如组织纤溶蛋白激活因子，合成和分泌抑制血管扩张和血小板凝集的因子等途径。这些因子共同作用，使血液保持流通状态，阻止血栓形成。

什么是斑块破裂

动脉粥样硬化形成的斑块导致血管狭窄。斑块黏附在冠状动脉血管壁上。从斑块表面向血管壁方向，斑块的结构依次是：斑块帽、脂质纤维蛋白原和各种血细胞组成的内容物、血管壁。

以一般思维而言，既然冠心病是冠状动脉狭窄所致，那么狭窄越严重则冠心病的程度也越严重。然而，近年研究却颠覆了这一传统观念。对在发生急性心肌梗死前的近段时间里曾经做过冠状动脉造影的患者研究发现，这些发生急性心肌梗死的患者中有 65%的患者冠状动脉内径狭窄小于 50%，85%的患者冠状动脉内径狭窄小于 70%。换言之，如果不是发生急性心肌梗死，以传统的经典的诊断冠心病的标准而言，冠状动脉狭窄小于 50%者还不够诊断标准。然而，在急性心肌梗死的患者中，竟然有 60%还达不到诊断标准。冠心病并非是冠状动脉越狭窄，发生急性心肌梗死的可能性越大。因此，导致急性心肌梗死的原因并非完全是冠状动脉狭窄程度，而是斑块会不会破裂，医学上称之为斑块是否稳定。存在稳定斑块的冠心病或者没有症状，只是无症状心肌缺血，或者是稳定性心绞痛，总的叫慢性缺血综合征。存在不稳定斑块的冠心病，或者表现为不稳定心绞痛，或者是急性心肌梗死，以及与此有关的猝死，总的称之为急性冠状动脉综合征。

斑块破裂有何危险性

斑块破裂是冠心病严重变化的直接原因，也是动脉粥样硬化最危险的并发症。血管斑块的形成是个长时期过程，有些已经存在多年，不一定有明显症状，所以患者并不知道。斑块破裂的原因有：血流对不光滑的血管壁的冲击、缺氧或身体的某些炎症也可能导致斑块破裂；某些外界刺激也会导致血压突然增高，诱发心肌梗死，如情绪激动、突然受到惊吓等。斑块破裂以后，内容物流出量大，很有可能会发生心肌梗死，若流量较小，则会发生不稳定性心绞痛。

阿司匹林对预防冠心病有什么作用

20 世纪最后 20 年，以美国和英国为主的几个国家的医师自己服用阿司匹林进行研究。观察的项目主要是阿司匹林对于冠心病的预防作用。经过 5 年随访，服用阿司匹林的医师比未用阿司匹林的医师的初发急性心肌梗死发生率减少 44%。阿司匹林用于已经有冠心病的患者，可以使心血管事件发生率减少 30%左右，心血管病死亡率减少 20%左右。从那以后，在全世界掀起了服用阿司匹林预防急性心肌梗死的浪潮。随后的研究结果显示，如果不加选择的应用阿司匹林，虽然降低了急性心肌梗死发生率，却增加了消化道出血以及脑出血的发生率。因此，对于有溃疡病及高血压脑出血危险的患者，应该谨慎应用甚至不要服用阿司匹林。

什么叫阿司匹林抵抗

阿司匹林使用过程中，发现有 10%～20%患者仍然发生心血管事件，有 45%服药者的血小板聚集没有得到改善，这些患者显然应用阿司匹林的治疗效果不够完美。这种情况被称为阿司匹林抵抗。医学中定义阿司匹林抵抗包括两个方面。

(1) 使用阿司匹林没有取得临床治疗效果，发生心血管事件；

(2) 在一项或多项化验中，显示阿司匹林没有发挥预期的抗血小板聚集作用。在这种情况下，可以使用其他抗血小板聚集药物。

如果不能使用阿司匹林，可使用哪些药物替代

和阿司匹林同样有抗血小板聚集功能的药物还有很多，比较常用的药物有以下几种。

(1) 双嘧达莫，商品名为潘生丁。该药除了抗血小板聚集外，还有扩张冠状动脉作用。研究发现，该药扩张冠状动脉时，对狭窄因而被称为罪犯血管的扩张效应不够，反而对本来正常而无需扩张的血管扩张明显，被称为窃血综合征，因此限制了临床使用。口服剂量 25～100 mg，每日 3 次，静脉滴注为每日 100 mg。如与阿司匹林合用，可增加抗血小板聚集效果。

(2) 噻氯匹定，商品名为抵克力得。该药的优点在于抗血小板聚集作用机制广泛，又被称为广谱抗血小板药。该药虽然也通过抑制血栓素 A_2 发挥抑制血小板聚集效应，同时并不抑制动脉壁合成前列腺素。而阿司匹林在剂量过小或过大却有此不利抗血小板聚集作用。所以从理论上来说，该药优于阿司匹林。但是该药除了引起胃肠道反应外，较严重而且发生率比较高的不良反应为中性粒细胞减少，

出血倾向等。一般剂量为 250 mg,每日 1 次,必要时可以 2 次,服药后 24～48 小时后起作用,疗效可维持数日。

(3) 前列地尔,商品名前列腺素 E_1。溶于 250 ml 或 500 ml 0.9%氯化钠注射液或 6%右旋糖酐葡萄糖注射液、或 5%葡萄糖注射液中,静脉滴注。用于急性心肌梗死,日剂量 100～200 μg,重症可适当增加,但不得超过 400 μg。用于血栓性脉管炎、闭塞性动脉硬化,每日剂量 100～200 μg。该药静脉滴注后迅速发挥作用,除了抗血小板聚集外,还可以降压扩血管。限制临床广泛应用的主要障碍在价格昂贵,必须静脉滴注用药,临床上作为抢救急性心肌梗死或者脉管炎或者闭塞性动脉硬化之用,不作为冠心病的 1 级预防常规用药。

(4) 西洛他唑,商品名培达。本品具有血管扩张作用及抗血小板聚集功能作用,可用于治疗由动脉粥样硬化、大动脉炎、血栓闭塞性脉管炎、糖尿病所致的慢性动脉闭塞症。本品能改善肢体缺血所引起的慢性溃疡、疼痛、发冷及间歇跛行,并可用作上述疾病的外科治疗后的补充治疗,以协助缓解症状、改善循环及抑制移植血管内血栓形成。口服:成人,1 次 25～50 mg,1 日 2 次,年轻患者可根据症状必要时适当增加剂量。主要的不良反应为血管扩张引起的头痛、头晕及心悸等,个别患者可出现血压偏高。其次为腹胀、恶心、呕吐、胃部不适、腹痛等消化道症状。少数患者服药后出现肝功能异常,尿频,尿素氮、肌酐及尿酸值异常。过敏症状包括皮疹、瘙痒。其他偶有白细胞减少、皮下出血、消化道出血、鼻出血、血尿、眼底出血等报道。出血性疾病患者禁用。已经口服抗凝药或已服用抗血小板药物者慎用。严重肝、肾功能不全者、恶性肿瘤患者、白细胞减少者慎用。本品有升高血压的不良反应,服药期间应加强原有抗高血压的治疗。本药价格昂贵，不宜作为抗血小板聚集常规用药。

（5）氯吡格雷，商品名波立维。氯吡格雷的临床疗效来自CAPRIE临床试验。该试验的入组患者有19 185个，为多中心，多国家，随机双盲比较氯吡格雷（75 mg/d）和阿司匹林（325 mg/d）作用的平行临床研究。研究结果显示，与阿司匹林相比，氯吡格雷可显著降低新的缺血性事件的发生率。其中，939件发生在氯吡格雷治疗组，1 020件发生在阿司匹林治疗组，相对危险降低8.7%，相当于每1 000名患者接受2年治疗，10例患者就可避免出现1次缺血性事件。氯吡格雷治疗组和阿司匹林治疗组的总体死亡率分别为5.8%和6.0%，没有显著性差异。根据心肌梗死、缺血性中风和其他血管疾病死亡进行分组分析，入组的外周动脉疾病患者和由于严重缺血性中风入组的患者受益最大。由于近期心肌梗死而入选的患者，氯吡格雷治疗组的有效率略低于阿司匹林治疗组，但在统计学上无差异。而且，根据年龄分组分析，氯吡格雷对75岁以下患者的治疗作用好于75岁以上患者。从这项研究中并没有发现氯吡格雷与阿司匹林比较有什么特别好的疗效。鉴于如此，氯吡格雷的公费报销范围目前仅仅限于介入治疗用药。氯吡格雷适用于有过近期发作的脑卒中、心肌梗死和确诊外周动脉疾病的患者。氯吡格雷的推荐剂量为每天75 mg，与或不与食物同服，对于老年患者不需调整剂量。

诊断冠心病需要做的一些检查

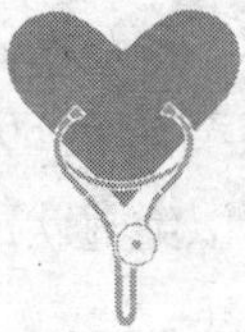

姓名 Name ____________ 性别 Sex ______ 年龄 Age ________

住址 Address ______________________________

电话 Tel ______________________________

住院号 Hospitalization Number ______________________________

X 光号 X-ray Number ______________________________

CT 或 MRI 号 CT or MRI Number ______________________________

药物过敏史 History of Drug Allergy ______________________________

冠状动脉有狭窄是否一定就是冠心病

冠心病是冠状动脉因为动脉粥样硬化导致狭窄的疾病。那么是否可以说只要冠状动脉有狭窄就是冠心病呢?冠状动脉狭窄程度有轻有重,只有冠状动脉狭窄到某种程度在医学概念上才诊断为冠心病。目前医学界公认的是主要冠状动脉狭窄达到 50%及以上就诊断为冠心病。冠状动脉造影是可以给冠状动脉狭窄程度定量准确并且重复性极好的检查手段。

冠状动脉 CT 诊断冠心病的价值如何

近年来,CT 技术的发展,已经有了 128 排的 CT,甚至 256 排探测器的 CT 出现。由于心脏不断的跳动,探测器较少的传统 CT 扫描在心脏应用存在局限性。探测器增多后一次扫描就可清楚观察到心脏特别是血管的结构与通畅情况,为冠心病的诊断提供极为准确的信息。与冠状动脉造影比较,其最大的优势是完全无创性检查,能显影冠状动脉的所有血管,发现病变,尤其是能发现软斑块,一次常规扫描时间只要 10 秒左右,受检者只需躺上几分钟,这样先进的冠心病造影技术既让患者准确地确诊了病情,又方便、快捷,而且费用也很少。多层 CT 检查可以作为冠状动脉造影的筛选。如果 CT 检查阴性或者不到 50%的狭窄,一般无需血管造影。只有在超过 50%的情况下,可以建议进一步冠状动脉血管造影以确定狭窄程度,为采取介入、搭桥或者保守治疗提供依据。

冠心病有哪些分型

冠心病在临床上有许多表现，冠心病的程度也有种种不同。把各种各样表现轻重不一的疾病只用一个“冠心病”予以概括，往往会导致认识的错觉而影响疾病的防治。冠心病分型就是为了这个目的而提出。由于对冠心病认识的不断深入，在不同的时期有不同的分型方法。例如过去曾经用过心肌硬化型，用过心律失常型以及心力衰竭型，现在都被归入缺血性心肌病型。目前的医科大学教科书采用的分型是世界卫生组织在 1979 年提出的。

(1) 无症状型：患者无症状，但有缺血的心电图改变。

(2) 心绞痛型：有发作性胸骨后疼痛，多在 3～5 分钟内消减，硝酸甘油舌下含服疗效显著，由于一时性心肌供血不足引起。

(3) 心肌梗死型：症状严重，胸骨后剧痛数小时至数天，硝酸甘油无效，有心肌坏死现象、血清酶学异常升高以及典型的心电图改变。

(4) 缺血性心肌病型：有心脏增大、心力衰竭、心律失常的表现，由于长期心肌缺血导致心肌纤维化引起。

(5) 猝死型：由于冠状动脉堵塞导致的心脏停搏，在 1 个小时内患者死亡，可能与心律失常有关。

需要强调的是，这种分型只是为了描述，而在实际上患者可以同时存在两种类型，而类型也可以互相转变。例如，一个以传导阻滞表现诊断为心肌硬化型冠心病的患者，可以出现心绞痛，或者发生急性心肌梗死，甚至猝死。一个有过心脏停搏的猝死型冠心病患者被抢救过来，则会成为心绞痛型冠心病或者缺血性心肌病型冠心病患者。

上述的5型分类存在一定的局限性，例如不稳定型心绞痛和ST段不抬高的急性心肌梗死的临床诊断很难鉴别，而病理、处理原则却基本相似，所以近年来临床医学家趋于将冠心病分成急性冠状动脉综合征和慢性缺血综合征两大类。

何谓急性冠状动脉综合征

这是一组由急性心肌缺血引起的临床综合征，包括急性心肌梗死、不稳定型心绞痛和猝死。其中急性心肌梗死又分为ST段抬高的心肌梗死及非ST段抬高的心肌梗死。其实ST段抬高的心肌梗死及非ST段抬高的心肌梗死已经把所有的急性心肌梗死都包括在内，因此对患者而言，只要懂得急性冠状动脉综合征包括有急性心肌梗死即可，不必细分。作为学术研究，ST段抬高的心肌梗死及非ST段抬高的心肌梗死在病理、解剖上有其特点。急性冠状动脉综合征总的病理特征是冠状动脉粥样硬化斑块发生破裂或者糜烂。如果继发完全性闭塞性血栓形成则是急性心肌梗死的ST抬高型，如果形成不完全闭塞性血栓则可能是不稳定心绞痛或非ST段抬高型急性心肌梗死。

何谓慢性缺血综合征

包括稳定型心绞痛、冠状动脉正常的心绞痛（如X综合征）、无症状心肌缺血和缺血性心力衰竭。这类疾病由于冠状动脉里存在斑块导致狭窄使心肌供血不足，在劳力后心脏负担增加，往往出现心绞痛，或者由于冠状动脉微细血管循环障碍使心脏缺血。如果发生斑块产生裂隙或破裂，就从慢性缺血综合征向急性冠状动脉综合征发展。如果急性缺血综合征经过药物或者介入治疗，存活的心肌处于稳定状态，则由急性冠状动脉综合征向慢性缺血综合征转化。

何谓无症状心肌缺血

又叫无痛性心肌缺血或隐匿性心肌缺血，是指确有心肌缺血的客观证据，但缺乏胸痛或与心肌缺血相关的主观症状。往往，这些患者在日常生活或者生前没有症状或者没有明显的类似心绞痛的症状，但是体检时心电图检查或其他有关心脏功能、结构等检查却显示心肌有明显缺血。也有的患者，发生猝死后尸体解剖，证实冠状动脉主要分支有明显狭窄病变。无症状心肌缺血在冠心病中非常普遍，且心肌缺血可造成心肌可逆性或永久性损伤，并引起心绞痛、心律失常、泵衰竭、急性心肌梗死或猝死，因此，它作为冠心病的一个独立类型，已越来越引起人们的重视。

无症状心肌缺血型冠心病又可以分为 3 个类型。

(1) 完全的无症状心肌缺血：既往无冠心病病史，也无冠心病症状，但存在无症状心肌缺血，其在人群中的发病率高达 5%；

(2) 心肌梗死后仍有无症状心肌缺血发作。大约占心肌梗死总数的 30%；

(3) 心绞痛患者伴发无症状心肌缺血，即在心电监护时，发现 ST 段压低或者抬高时，不一定有心绞痛出现，仅有一小部分心肌缺血发作伴随着症状。

无症状心肌缺血患者平时无症状，但是在心脏负荷增加也就是身体情况发生增加心脏负担时，容易感到心慌、胸闷，严重时心脏停搏，引起猝死。

发生无症状心肌缺血的主要原因可能是疾病早期，还未达到心绞痛的程度，或者传导感觉的传入神经受损，特别在中老年人的痛觉感觉比较迟钝。因为无症状心肌缺血易被忽视，而它又会带来严重后果，所以当中老年人出现上述情况时，要及时就诊，认真地检查，把无症状心肌缺血和其他疾病区别开来。

无症状心肌缺血就一点没有症状吗

并非是一点症状也没有，而是指缺乏与冠心病相关的典型的心绞痛症状。

无症状心肌缺血要和哪些疾病相鉴别

（1）胃部不适：上腹部不适往往是慢性胃炎的常见症状，但是有时候冠心病者也有上腹嘈杂感，在剑突部位也有隐隐疼痛感。其原因或许和冠心病时心功能不全导致胃肠淤血有关。心脏病引起的胃部不适很少会出现绞痛和剧痛，压痛也不常有，只是一种憋闷、胀满的感觉，有时还伴有钝痛、火辣辣的灼热感及恶心欲吐感，与进食（例如：空腹或者饱腹）没有明确的关系。

（2）下颌骨疼痛：疼痛扩散到下颌骨两侧，有时只扩散到颈部一侧或双侧。

（3）前臂和肩膀疼痛：左臂和左肩受到影响最常见，但疼痛严重时也会反射到右臂。疼痛一般为钝痛，也不会扩散到腕部和手指，通常仅限于前臂内侧。

（4）呼吸急促：一呼一吸拉长或喘不过气来，静坐几分钟后，呼吸似乎恢复正常，但是当患者重新开始走动时，喘息又立刻开始。

（5）疲劳感：平常的工作状态就可以出现严重的疲劳，连伸直身子的力量都没有。疲劳并不局限于身体的某个部位，而是全身性的。

哪些检查可以发现心肌缺血

心肌的血供依靠冠状动脉。所以心肌缺血的原因不外乎是血供减少或者血耗增加。与此有关的因素有冠状动脉是否狭窄，心肌是否肥厚，运动量是否超负荷。在一定运动量的背景下，影响心肌缺血的主要原因在冠状动脉狭窄的程度和心肌肥厚的程度。现有的检查手段也都是围绕这些原因进行的。

心电图检查为何是诊断心肌缺血的简单实用方法

心电图检查普及、价廉，是诊断心肌缺血的简单实用方法。在心电图的图形上，从 QRS 波群终点到 T 波开始的一段称 ST 段，ST 段的后面是 T 波。诊断心肌缺血主要看 ST 段和 T 波。ST 段改变的含义包括 ST 抬高和压低。T 波改变的含义包括 T 波低平、平坦、增高、倒置或双向等。在心电图的 12 个导联中，以上的改变都有其诊断心肌缺血性改变的标准。

必须要知道，心电图的图形改变是心脏在收缩舒张过程中细胞中电荷改变总的结果。影响电荷改变的因素很多。例如除了心肌缺血外，还有电解质的因素。实际图形的产生，更是受到非常多的因素的干预。例如，心率的快慢、心律的改变、心脏的位置、胸壁的厚薄等，都会使 ST 段和 T 波发生变异。因此，心电图上 ST 段和 T 波改变固然是诊断心肌缺血的重要依据，但是绝对不能说，凡是有 ST 段、T 波变化就是心肌缺血，没有 ST 段、T 波改变就没有心肌缺血。

在分析包括心电图变化诊断标准的所有医学标准中，一定要了解这些标准都是相对的，都是人为的。以 ST 段压低诊断心肌缺血来说，目前的诊断标准是 ST 段压低超过 0.5 mm。这个标准是根据大量的临床数据得出的。但是心肌是否缺血本身就是相对的，用心电图检查来回答心肌是否缺血也只能是相对的。

心电图检查的 ST 段或者 T 波改变除了提示心肌缺血可能还有哪些情况

心电图检查的报告上常常有这样的描写：ST 段压低、T 波倒置。医师对这种心电图的解释一般是“心肌缺血”。这种说法比较粗糙，也不精确。能够产生心电图检查 ST 段或 T 波变化的疾病有这样一些：

(1) 急性心肌梗死。此时 ST 段抬高比较常见，以弓背型 ST 段抬高是其早期改变的一种类型。ST 段上凸升高似弓背状，抬高的 ST 段下行时又平滑移行于 T 波，两者无明确界限，构成一条凸起在基线以上的弓背曲线称为单向曲线。

(2) 慢性心肌缺血：例如无症状心肌缺血、缺血性心肌病型冠心病等。一般表现为 ST 段压低，T 波低平或倒置。

(3) 早期复极综合征。发生率为 1%～2.5%，中青年、男性和运动员发生率偏高。早期复极综合征是一种特发性心电图改变，以明显的“J”波和 ST 段弓背向上抬高为特征。

(4) 急性心包炎及心肌炎、心肌病。在发生急性心包炎时，除 aVR 和 V_1 导联外，普通导联均有 ST 段上移，抬高幅度小于等于 5 mm，提示心肌损伤较弥散性。

(5) 阿斯综合征。多见于完全性房室传导阻滞，其 T 波倒置深而宽，并有挫拆而两支对称，以 V_1～V_4 导联最明显，一般持续数日后恢复。

(6) 脑血管意外。中枢神经系统疾病可以伴有心电图异常。最常见的在脑出血特别是蛛网膜下隙出血时。ST 段可抬高或压低，出现巨大 T 波，QT 间期延长，明显 U 波等。

(7) 高钾血症。严重高血钾亦可出现一过性 Q 波及高耸 T 波，貌似超急期心肌梗死图形。右胸导联和 aVR 导联等特殊弓背形 ST 段抬高，并伴有 T 波倒置，有时对侧胸导联示对应性压低。

(8) 急腹症。如急性胰腺炎和急性胆囊炎，可出现 T 波和 ST 段异常改变。

(9) 内分泌系统疾病。如嗜铬细胞瘤、甲状腺功能亢进症(甲亢)、肾上腺皮质与脑垂体功能不全时，都可出现 T 波异常改变。

(10) 瓣膜性心脏病、高血压心脏病等影响心肌供血的各种心脏病也都会出现 ST 段和 T 波的改变。

为什么说冠状动脉造影是诊断冠心病的金标准

诊断冠心病的金标准是冠状动脉血管造影。做冠状动脉造影时，医师把一个细细的导管通过大腿根部或者手腕上的小动脉，轻柔地送到患者的冠状动脉开口处，向里面打少量无害的造影剂，再通过X线机器的投影，把心脏血管的图像显现在电视荧光屏上。由此，冠状动脉的情况就直观、清楚地暴露在眼前。这项检查可以确定冠状动脉有无狭窄、狭窄的部位、病变涉及单支还是多支血管、程度、范围等，从而为后续采取哪些治疗措施提供根据。结合左心室造影，可以对心功能进行评价。

很多患者有顾虑，害怕冠状动脉造影风险比较大，其实，一般在一些大型的心脏疾病治疗中心，冠状动脉造影已经成为一种常规的检查方法，而且医师对于患者是否需做冠状动脉造影还是很慎重的，一般都是在患者有了一定的冠心病危险因素和很多主观客观表现时，才建议患者做冠状动脉造影的。

冠状动脉造影是诊断冠心病的金标准，换句话说，这项检查诊断冠心病最准确最可靠。不过，在强调血管造影的可靠性时也要了解，即使用血管造影结果来诊断冠心病，其标准也是相对的。例如，现有的标准是冠状动脉的三分支中，一支狭窄超过50%即可以诊断。按照这一标准，如果狭窄只有49%还不能诊断为冠心病。况且，除了狭窄以外，还有许多其他因素影响冠状动脉血流。

心电图运动试验检查对诊断冠心病有无价值

心电图运动试验就是在增加心脏负担的情况下，看看心脏的储备功能是否正常。心电图运动试验是心电图负荷试验中最常用的一种，故又称运动负荷试验，它是目前诊断冠心病最常用的一种辅助手段。许多冠心病患者，在心肌缺血时，冠状动脉会代偿性扩张，增加心肌供血量。这时在安静状态下冠状动脉血流量尚可维持正常，而无心肌缺血现象，心电图可以完全正常。为揭示已减少或相对减少的冠状动脉血流量，可通过运动或其他方法给心脏以负荷，增加心肌耗氧量，诱发心肌缺血，辅助临床对心肌缺血作出诊断。用运动来增加心脏负荷而诱发心肌缺血的试验方法就叫心电图运动试验。目前采用的有二级梯运动试验、活动平板试验和踏车运动试验。近年来，已少用二级梯运动试验，而常用踏车及活动平板运动试验。后者的优点是运动中便可观察心电图和血压的变化，运动量可按预计目标逐步增加。运动试验对缺血性心脏病有重要的应用价值。

除了运动负荷试验之外，还有双嘧达莫(潘生丁)负荷试验、多巴酚丁胺负荷试验、三磷酸腺苷负荷试验、胰岛素负荷试验、葡萄糖负荷试验等。这些负荷试验的具体实施和研究原理与运动负荷试验尽管有所差异，但是总的原则都是希望制造一种增加心脏负担的环境，让在安静状态下没有表现出的心脏缺血暴露出来。

负荷试验的目的在于：协助确诊冠心病，并对无症状者筛选有无隐性冠心病。估计冠状动脉狭窄的严重程度，筛选高危患者以便进行手术治疗。测定冠心病患者心脏功能和运动耐量,以便客观地安排患者的活动范围和劳动强度,为康复锻炼提供可靠的依据。观察冠心病患者药物或手术治疗的效果。目前已经公认,心电图运动试验是一种简便、实用、可靠的诊断检查方法,如能遵循周密制订的方案,严格掌握试验的禁忌证,也是安全的。

是不是所有人都可以做运动负荷试验

对于有下列情况者,不宜进行运动负荷试验:急性心肌梗死的急性期(1 个月内)、不稳定型心绞痛、急性心肌炎、急性心内膜炎、心力衰竭、冠状动脉主干狭窄、快速房性或室性心律失常、严重房室传导阻滞、严重主动脉瓣狭窄、急性肺动脉栓塞或肺梗死、严重高血压未经控制以及严重肢体残疾。

动态心电图检查诊断冠心病有什么价值

普通心电图因记录时间短,一般只有 1~2 分钟,因而往往会造成某些疾病漏诊。例如,心律不齐的发生有时间变异,在 1 天 24 小时中有时候较多有时候较少。如果做普通心电图检查时正好是发作频繁而以为问题严重就会增加患者心理负担。反之,又可能漏掉一些能够提示疾病严重程度的信号。冠心病的心肌缺血发生也有类似情况。为了提高心电图诊断的敏感性,学者 Holter 研制了可用磁带持续记录 24 小时的心电图,称之为 24 小时动态心电图或称为 Holter 心电图。24 小时动态心电图对冠心病的诊断及药物疗效观察等有较大的意义。由于记录时间长，患者又处在正常的活动状态，所以信息量大，易于发现常规心电图不能捕捉到的缺血性心电图改变及心律失常。对于不能进行运动试验的患者，在适合患者体力的运动时，可以发现有无心肌缺血性改变。24 小时动态心电图对诊断晕厥、心悸的原因，对明确心律失常的性质及严重程度，对评价药物的疗效及鉴定心绞痛及心肌梗死恢复期患者的劳动能力，都有极为重要的意义。此外，24 小时动态心电图尚可用于了解埋藏式起搏器的功能，即可检出各项指标及功能。国外有人认为，有 18%的起搏器失灵常规心电图未能检出，而动态心电图却能够发现。140 例有心绞痛或心肌梗死史的冠心病患者，97 例在日常生活中出现 ST 段异常。动态心电图监测可识别出 87%的经冠状动脉造影证实有冠状动脉病变的患者，假阳性只有 13%。在另一项研究中，70 例患者接受了 24 小时动态心电图监测、运动试验及冠状动脉造影。冠状动脉有病变者，62%动态心电图监测有缺血性 ST 段改变，67%运动试验阳性。冠状动脉无病变者，61%动态心电图监测正常，75%冠状动脉造影正常。动态心电图监测诊断冠心病总的评价有一定价值，但稍逊于运动试验。

动态心电图诊断心肌缺血有一个特殊的标准，即所谓 3 个“1”：ST 段压低诊断心肌缺血的标准是 1 mm，压低持续 1 分钟为 1 次心肌缺血，正常改变间歇 1 分钟后再次出现 ST 段有意义压低为另 1 次心肌缺血发作。

心脏超声检查有何价值

心脏超声是用超声波显示心脏、血管结构的一种检查方法。心脏超声的技术发展很快，而且现在已经非常普及。从M型发展到B型，从平面发展到立体，从形态诊断发展到功能评估，从黑白显像发展到彩色动态。目前几乎全国的县级以上医院都配备有彩色立体有多普勒技术的心脏超声仪。心脏超声是把探头置于胸壁，通过超声波的回波模拟出的图形。判定心脏位置以及心脏与内脏的位置关系，由此可以检出心脏结构异常，判定心脏各房室腔大小，室间隔和室壁厚度，室壁整体运动和节段性运动，瓣膜功能，室间隔缺损的部位和大小、流出道、大动脉、体（肺）静脉，心肌病变、心内异常结构，如肿瘤、赘生物和血栓以及周围血管病变等。根据心腔大小的变化评价心脏血流动力学变化，计算出心功能状态。多普勒常规测量各瓣口流速和压差，判定心血管内异常血流部位和起源，定量或半定量分流、流出道狭窄、瓣膜狭窄和反流等异常血流的流速、压差及流量等。其他应用还包括定位和半定量评价心包积液，指导心包积液穿刺，评价药物疗效，判定缩窄性心包炎、心包压塞和心包肿瘤等。对于心脏手术及介入治疗后心脏结构的恢复情况和血流动力学的转归，超声技术也可以得出结论。

心脏超声由声波来探测血流状态和速度，彩色心脏超声采用多普勒技术用色彩显示血流方向、压差，了解病灶或异常构造的具体解剖改变或功能状态。此方法安全，没有放射性，诊断准确率高，对患者没有痛苦和损伤，相对于血管造影价格比较便宜，检查结果迅速及时，可反复多次检查，对很多心脏病的诊断有帮助。

心脏超声诊断冠心病的价值在于鉴别诊断和心脏功能诊断。例如，遇到胸闷、气短、不能平卧、夜间呼吸困难或者心前区不适或疼痛，向左肩背部放射这些有可能是冠心病症状的患者，通过心脏超声可以排除风湿病或风湿性心脏病，排除肥厚型心肌病、扩张性心肌病。对于心脏有明显杂音者，可以排除先天性心脏病或者高血压老龄导致的心脏扩大肥厚瓣膜钙化等疾病。一个曾经有过心肌梗死的患者，通过心脏超声可以诊断室壁瘤。

什么叫多普勒超声心动图

血液内有很多红细胞，它能反射和散射超声，可以认为是微小的声源。探头置于肋间隙不动而发射超声波，红细胞在心脏或大血管流动时，红细胞散射的声频发生改变。红细胞朝向探头运动时，反射的声频增加，反之则降低。这种红细胞与探头作相对运动时所产生声频的差值称为多普勒频移。它可以显示血流的速度、方向和血流的性质。多普勒超声心动图又分为：脉冲多普勒超声心动图、连续波多普勒超声心动图、彩色多普勒超声心动图。应用最多的是脉冲多普勒超声心动图，它可以在二维图像监视定位情况下，描记出心内任何一点血流的实时多普勒频谱图。在二维或 M 型图像监视定位下，利用多普勒原理，采用距离选通技术，将取样容积放在心脏或大血管内一定部位，取一定容积的血流信息，经快速傅立叶变换，实时地以频谱的方式显示某点的血流速度、方向和性质。据此可以判断各瓣膜口有无狭窄、反流，了解心内有无分流，并且计算心排血量和跨瓣口的压力阶差。

室壁瘤是肿瘤吗

左心室心肌梗死后，心室壁心肌全层坏死。有 10%～38%的病例坏死的心肌逐渐被纤维瘢痕组织所替代。病变区薄层的心室壁向外膨出，特别在心脏收缩时更为明显。心脏超声检查可以发现这部分心脏室壁丧失活动能力，或者在收缩时相对正常心肌反而呈现离心性反常运动，而舒张时则相反。因为膨胀于正常心肌之外，所以称之为室壁瘤。室壁瘤并非是传统意义上的肿瘤，不存在良性或者恶性的问题。

血管内超声有什么特点

心脏超声检查与血管内超声的原理一样。当超声波遇到人体组织会产生反射，不同密度的组织反射波形态不一样，据此来鉴别组织特点。血管内超声是把心导管检查和超声检查结合起来的一项新技术。由于安装在心导管顶端的超声探头更靠近血管壁，能够更清晰地观察到血管壁变化，诊断冠状动脉狭窄以及血管壁在发生动脉粥样硬化过程中以及出现冠心病症状前、后的特点有独特的作用。对于一些特殊的冠心病病例，有助于及时诊断和指导治疗。近年来，在血管内超声的基础上出现了许多新的技术，极大地丰富了该项技术的临床应用。

血管内超声弹性图有什么作用

近 10 年来在血管内超声基础上发展起来的血管内超声弹性图可用于斑块力学特性的评价，通过检测冠状动脉内斑块的机械学特性来评估斑块性质。组织对机械性刺激的反应取决于其机械学特性，不同组织对机械刺激的反应不同。坚硬的如钙化组织和纤维组织受压和被牵拉的程度小于柔软的如脂肪这样的组织。根据机械学特征，可以判断斑块的组成成分。例如根据张力高低，判定组织是否发生压缩、组织脆性状态、脂质核大小、巨噬细胞浸润程度等。相比而言，张力很小的组织表明组织稳定，如纤维帽。斑块内巨噬细胞浸润与张力成正比，而平滑肌细胞和纤维帽厚度成反比。冠状动脉内斑块的特点决定了斑块是否稳定，斑块的稳定与否又决定了病变的发展方向。纤维帽越厚，斑块内巨噬细胞越少，斑块越不容易破裂，病变就越会向稳定状态发展。研究显示，不稳定斑块的张力可由斑块体部的 1%上升至斑块肩部的 2%，钙化斑块的张力值为 0～0.2%。血管内超声是一项很有前景的新技术，尤其适用于造影剂过敏，不能做冠状动脉造影者。

什么是心肌酶学检查

心肌酶是存在于心肌的多种酶的总称，一般有门冬氨酸氨基转移酶、乳酸脱氢酶及其同工酶、α-羟丁酸脱氢酶和肌酸激酶及其同工酶。国内常将这一组与心肌损伤相关的酶合称为心肌酶谱。心肌酶学化验对诊断急性心肌梗死有一定的价值。其中肌酸激酶同工酶特异性最高。在诊断疾病时，临床当然希望测定高度敏感、高度特异的指标，高(或低)就能确诊，否则就可排除。选择诊断用指标时就得依照如下原则：

(1) 有较高的组织/血清酶活力比，这样轻微的组织损伤也能得到明显的指标变化。

(2) 组织损害时能较快地释放，以便早期诊断。

(3) 生物半衰期较长，否则难以捕获。

(4) 测定方法简单易行，试剂稳定价廉。

急性心肌梗死发生后，因为心肌缺血坏死或细胞膜通透性增加，使得心肌内的细胞酶释放入血，根据心肌所损情况不同，血清酶升高的幅度也不同，因此可以用血清酶的变化来反应急性心肌梗死的发生以及病灶的大小。一般而言，酶的升高幅度越大，心肌的损害也就越严重。同时由于各种酶的生理特性不同，例如：在细胞内定位不同，分子量大小不同，生物半寿期不同等，造成了各种酶入血的时间，入血的快慢以及在血清内的持续时间等均有不同。临床上可以据此分析判断发病的时间、预后的好坏。

血清肌酸磷酸激酶升高不一定是急性心肌梗死

肌酸磷酸激酶主要分布于胞质和线粒体。其体内含量依次为骨骼肌、心肌、脑、子宫、膀胱、前列腺、肝脏。肌酸磷酸激酶不存在于红细胞。在发生急性心肌梗死时，血清肌酸磷酸激酶活力明显升高，发病第 4～6 小时开始升高，第 12～24 小时达高峰，约 2～4 天恢复正常。心肌梗死后肌酸磷酸激酶最大值很少超过 7 000 U/L，如果大于 7 000 U/L 提示伴有骨骼肌疾病。

由于肌酸磷酸激酶在骨骼肌里的含量很高，就单位含量而言超过心肌，可想而知，骨骼肌如果发生损伤，血液中的肌酸磷酸激酶也会升高。这种情况不仅发生在诸如发生交通事故骨骼肌大量损伤的情况，即便是肌内注射也会出现肌酸磷酸激酶升高。如果发生这种情况较为容易识别，肌酸磷酸激酶升高的原因就比较容易鉴别。但是往往发生这种情况较为隐蔽，例如肝脏疾病、子宫疾病，往往就可能误诊。所以有必要寻找更为敏感、更有特异性的诊断指标。

检验指标中的敏感性和特异性是什么

要判断某种化验指标对于某种疾病的诊断价值，必须要看这种指标的敏感性和特异性。什么叫敏感性？即用某种指标检验患有某个疾病的患者时，患者中得出阳性检测结果的样本数占患者总数的百分比。什么叫特异性？即用某种指标检验健康人中得出阴性检测结果的样本数占健康人总数的百分比。就以肌酸磷酸激酶升高诊断急性心肌梗死为例说明。现把肌酸磷酸激酶升高达到 100 U 作为诊断急性心肌梗死的标准。100 个确诊的急性心肌梗死患者，用这个标准去判断，55 个患者超过 100 U。肌酸磷酸激酶大于 100 U 诊断急性心肌梗死的敏感性为 55%。100 个确诊不是急性心肌梗死的患者，用这个标准去判断，80 个患者低于 100 U。肌酸磷酸激酶小于 100 U 排除急性心肌梗死的特异性为 80%。疾病的确诊，显然最好能有既非常敏感又非常特异的指标。如果敏感性和特异性都是 100%，则是最理想的指标了。可是人体的结构功能并非是为了诊断疾病而特制的。就诊断急性心肌梗死而言，如果肌酸磷酸激酶只在心肌里高含量地存在，问题就比较简单。只要心肌发生损害，血液中就可以检测出这种酶。如果心肌没有损害，血液中就发现不了这种酶。如上所述，肌酸磷酸激酶除了在心肌里存在之外，还在骨骼肌、脑组织、肝脏里也有很高浓度。所以它的敏感性和特异性就不可能达到 100%。

血清肌酸磷酸激酶与同工酶的关系是什么

所谓同工酶，就是功能相似而结构不同的一类酶。

肌酸磷酸激酶有两个亚单位：M－肌型亚单位，B－脑型亚单位，组成二聚体。根据两个亚单位的组合，肌酸磷酸激酶同工酶有3种形式，即BB、MB和MM。骨骼中以MM，脑中以BB为主；心肌中，除了MM外还有MB。因此相对而言，存在于心肌里的MB就具有独特性。除某些肌萎缩外，MB增高只见于急性心肌梗死时，所以MB增高对于诊断急性心肌梗死具有较高的敏感性和特异性。如果怀疑急性心肌梗死，但是在症状发生后24小时内仍无MB升高，可以基本排除急性心肌梗死。MB活力在12～36小时升高，梗死后期不易查到MB。脑血管疾病，肌营养不良，骨骼肌损伤，术后，酒精中毒以MM增高为主。肌酸磷酸激酶同工酶的特异性和敏感性高于肌酸磷酸激酶，目前临床倾向用肌酸磷酸激酶同工酶MB替代肌酸磷酸激酶作为心肌损伤的常规检查项目。

值得注意的是：无论肌酸磷酸激酶的哪种同工酶，含量最高的还是骨骼肌，而不是心肌。因此，肌酸磷酸激酶升高者，应注意是否存在肌肉无力、肌萎缩等骨骼肌的异常表现。可以通过心电图、肌电图检查加以鉴别心肌和骨骼肌的疾病。

肌钙蛋白诊断冠心病的价值是什么

近年来，肌钙蛋白诊断急性心肌梗死得到重视。肌钙蛋白是横纹肌收缩的重要调节蛋白，由3个亚基组成，分别称之为肌钙蛋白C(TnC)、肌钙蛋白T(TnT)和肌钙蛋白I(TnI)。TnC，相对分子质量为18 000，呈晶体结构，是肌钙蛋白的Ca^{2+}结合亚基。骨骼肌和心肌中的TnC是相同的。TnI，相对分子质量为21 000，是肌动蛋白抑制亚基。它有3

种亚型：快骨骼肌亚型、慢骨骼肌亚型和心肌亚型。这3种TnI亚型分别源于3种不同的基因。心肌亚型(cTnI)相对两种骨骼肌亚型约有40%的不同源性。急性心肌梗死后cTnI的释放形式(游离形式还是与其他肌钙蛋白结合成复合物，氧化形式还是还原形式)迄今为止还不完全清楚。TnT，相对分子质量为37 000，可能为不对称蛋白结构，是原肌球蛋白结合亚基。TnT也有3种亚型：快骨骼肌亚型、慢骨骼肌亚型和心肌亚型。它们在骨骼肌或心肌中的表达分别受不同的基因调控。

肌钙蛋白在循环血中的半衰期大约为数小时，由肾脏排出体外。游离cTnI在循环血中的半衰期大约为67分钟。

心肌肌钙蛋白可用于诊断心肌损伤。在诸多诊断急性心肌梗死的临床生化指标中，肌酸磷酸激酶同工酶(CK-MB)曾一度被认为是诊断急性心肌梗死的“金标准”，已广泛应用多年。随着对心肌肌钙蛋白(cTn)深入研究，无论是对心肌的特异性还是诊断敏感性，CK-MB的地位都受到了严重挑战。cTn被认为是目前最好的确定标志物，正逐步取代CK-MB成为诊断急性心肌梗死的更可靠的标准。

患有各种冠状动脉疾患的患者必然会发生心肌细胞损伤。有些患者的临床表现可能不完全符合世界卫生组织(WHO)关于急性心肌梗死诊断标准(不稳定心绞痛就是其中之一)，但却伴有某些心肌损伤标志物(如cTnT等)升高，从而导致细胞内的组成成分渗漏入外周血循环。这使得心肌细胞损伤标志物的检测成为可能。cTnT和cTnI在急性心肌梗死后(3～6小时)血中浓度很快升高，和CK-MB(3～8小时)相当或稍早，它们测定的特异性和灵敏度明显高于 CK－MB。cTn 具有相当长的诊断窗口期(cTnI 7～9 天,cTnT 更长)。cTn 对急性胸痛患者(无论有无骨骼肌损伤)的诊断均优于 CK－MB。研究表明:在对急性心肌梗死的诊断方面 cTnI 和 cTnT 无显著差异,都能鉴别出 CK－MB 所不能检测出的心肌损伤。相对 cTnT 而言,cTnI 显示出较低的初始灵敏性和较高的特异性。就上升的相对值来说,cTnT 比 cTnI 高;在不稳定心绞痛患者中 cTnT 上升的频度比 cTnI 高。在急性心肌梗死后 30 天死亡率的预报方面,cTnT 优于 cTnI。无论是不稳定心绞痛还是无 Q 波的心肌梗死,最初 24 小时的 cTnT 最具预后价值。对不稳定冠状动脉疾病患者的随访发现,cTnT 和运动试验两项都正常者,死亡或急性心肌梗死的仅 1%;若异常,死亡或急性心肌梗死可达 50%。对急性冠状动脉疾患(包括心肌梗死)患者的随访研究发现,cTnT 小于 0.1 μg/L 的患者的死亡率仅 4%,相比而言,大于 0.1 μg/L 的患者的死亡率则大 3 倍,发生休克的百分率大 3 倍,发生充血性心功能衰竭的百分率也增加 1 倍。对 cTnI 的观察研究得到了类似的结果。不稳定冠状动脉疾病患者中,cTnI 大于 0.1 μg/L 的患者死亡率较 cTnI 小于 0.1 μg/L 的患者的死亡率大 3 倍多。因此,任何急性冠状动脉疾病患者同时测得 cTn 增高,应视为高危险性。

肌钙蛋白还可以用来作为判断急性心肌梗死溶栓治疗后成功与否的指示物。静脉注入溶栓药物后,如果缺血心肌出现再灌注说明溶栓治疗达到目的。在出现再灌注时 cTnT 往往有双峰变化:第 1 天由于梗塞开通后,血流进入病变部位,将游离的 cTnT 冲洗入血液而出现第 1 个峰;在第 4 天可观察到第 2 个较小的峰(主要来自 cTn 复合物中的 cTnT)。这两个峰值的比率有助于判断是否出现再灌

注：如第 1 峰值大于第 2 峰值，即比值＞1.0，往往说明出现再灌注。早期冠状动脉再灌注的指示物 CK－MB、肌红蛋白(Mgb)、cTnT 和 cTnI 在血栓治疗成功后的早期动力学比较研究表明，4 种标志物在溶栓后释放的早期动力学基本相似，但是 cTnT 和 cTnI 在 90 分钟的冠状动脉再灌注平均指数显著大于 CK－MB 和 Mgb。

同样的机制，也可以用肌钙蛋白高低判断在某些手术后是否发生急性心肌梗死。对冠状动脉搭桥术后心肌梗死的诊断在心脏手术中有着重要作用。cTn 是围手术期心肌梗死的敏感和特异的标志物，能够鉴别出没有达到常规围手术期心肌梗死判断标准的微小的围手术期心肌损伤。

除冠心病诊断外肌钙蛋白还有哪些价值

急性心肌炎时肌钙蛋白 T(cTnT)因其相对较高的血清检测值和较长的上升时间而具有较高的检测敏感性，血清 cTnT 可作为急性心肌炎的诊断标志物。

缺血性心脏病是晚期肾病患者发病和死亡的主要原因之一，占总死亡率的约 40%；这些缺血性心脏病中约有 25%发展为急性心肌梗死。因此，在晚期肾脏病患者的临床治疗中，心血管并发症的诊断成为至关重要的问题。在晚期肾脏病患者血清中，cTnT 和肌钙蛋白 I(cTnI)的检测值存在着差异。晚期肾脏病患者的 cTnT 升高的可能原因有 3：检测方法的交叉反应；cTnT 在骨骼肌中的重表达；存在着微小心肌损伤。第二代 cTnT 分析法不会因为 cTnT 在晚期肾脏病患者骨骼肌中的重表达而产生假阳性，从而排除了分析法的交叉反应。研究结果认为，晚期肾脏病患者血清中 cTnT 的升高可能是由于存在一定程度的心肌损伤。

与骨骼肌损伤的鉴别诊断：心肌和骨骼肌细胞关系密切。在胚胎期，这两种肌肉的基因表达有多处相同之处，但在最终分化时表达出现不同。因此骨骼肌损伤患者中的心肌损伤标志物检测的特异性令人关注。由于第二代 cTnT 分析法已排除了分析法的交叉反应。因此，cTn 可作为骨骼肌损伤患者的心肌损伤诊断时的较好的标志物。

甲状腺功能减退患者心肌损伤的诊断：甲状腺功能减退导致了胆固醇的上升，使患者易患冠状动脉疾病以及急性心肌梗死(AMI)。同时，甲状腺功能减退患者常有抽筋、肌痛等骨骼肌损伤症状。因此，这种患者的血清肌酸磷酸激酶(CK)、肌酸磷酸激酶同工酶(CK－MB)都有不同程度的增高。此时，肌钙蛋白(cTn)是甲状腺功能减退患者心肌损伤诊断时较好的标志物。

药物作用观察：cTn 还被用于观察某些药物的药理作用与心脏的关系，了解是否改善或者加剧心肌缺血现象。

如心脏移植后的排斥反应或急性心功能衰竭时，也常常出现 cTn 增高而 CK－MB 无异常的现象。

还有哪些诊断急性心肌梗死的实验室检查

诊断急性心肌梗死的实验室指标还有其他一些项目，但是这些化验从总的来说，敏感性和特异性均不如肌酸磷酸激酶和肌钙蛋白。这些指标只有在某些特殊背景下才有诊断价值。例如由于某种情况没有能够及时采集肌酸磷酸激酶或肌钙蛋白标本，就诊时间太晚已经超过肌酸磷酸激酶高峰期等。

（1）白细胞计数：白细胞总数增高一般反映身体内有炎症反映，中性粒细胞增多和减少的临床意义与白细胞计数相同。急性心肌梗死发生后，体内也有无菌性炎症，应激反应等，白细胞总数和中性粒细胞也会相应升高。白细胞升高的时间与体温升高出现的时间一致，约在发病的第24～48小时。白细胞诊断急性心肌梗死的敏感性很好，但是特异性很差。因为很多炎症反应都会出现白细胞和中性粒细胞数量增多。在怀疑急性心肌梗死时，如果白细胞或中性粒细胞减少，对于排除诊断有较大的参考价值。

（2）红细胞沉降率（血沉）：血沉是指红细胞在一定条件下沉降的速度，它是反映红细胞聚集性的一项常用的筛选性指标。血沉病理加快有很多，各种炎症、组织损伤、恶性肿瘤及高球蛋白血症都会使血沉升高，只是升高的幅度不同，前者较低。急性心肌梗死后，部分患者会有血沉增快，可以在病后的24～48小时出现，持续2～3周，一般是轻度至中度增快。血沉增快与急性心肌梗死的关系和白细胞增多与急性心肌梗死关系相似，两者都反映炎症状态。

（3）C-反应蛋白：同样也是从炎性反应角度来诊断急性心肌梗死。因此，敏感性高，而特异性低。

如何诊断心绞痛

心绞痛是冠心病的主要临床症状，根据心绞痛发作时的部位、性质、诱因、持续时间、缓解方式等特点和伴随症状及体征便可鉴别心绞痛和心肌梗死，可以说，典型的症状和体征对冠心病心绞痛和心肌梗死的鉴别诊断至关重要。心电图是冠心病诊断中最早、最常用和最基本的诊断方法，心电图使用方便，易于普及，当患者病情变化时便可及时捕捉其变化情况，并能连续动态观察和进行各种负荷试验，以提高其诊断敏感性。无论是心绞痛或心肌梗死，都有其典型的心电图变化。

根据病史，心电图检查不能排除心绞痛时可做心脏放射性核素心肌显像。放射性核素心肌显像可以显示缺血区、明确缺血的部位和范围大小。结合运动试验再显像，可提高检出率。心肌酶学检查是诊断和鉴别诊断心绞痛和急性心肌梗死的重要手段之一。

心绞痛是由于暂时性心肌缺血引起的以胸痛为主要特征的临床综合征，通常见于冠状动脉至少一个主要分支管腔直径狭窄≥50%的患者。当体力活动或精神应激时，冠状动脉血流不能满足心肌代谢的需要，导致心肌缺血，诱发心绞痛发作，休息或含服硝酸甘油可缓解。慢性稳定性心绞痛是指心绞痛发作的程度、频度、性质及诱发因素在数周内无显著变化。典型的心绞痛症状对诊断有重要价值。对于心绞痛患者应根据临床表现、对负荷试验的反应、左心室功能及冠状动脉造影显示的病变情况进行危险度分层，决定治疗方案。

对于不典型的可疑稳定性心绞痛患者，运动负荷试验是非常有用的辅助诊断方法，并可用于危险分层及血管重建术以后的复查。现在我国不少医师过分担心运动负荷试验的安全性，以至于临床应用率很低。事实上，只要严格掌握适应证和禁忌证，运动中严密监测症状、心电图、心律改变及血压，运动试验是安全的。当然，运动试验的确有一定潜在风险，据报道心肌梗死和死亡的发生率约 1/2 500，但只要严格注意禁忌证，运动试验时有有经验的医务人员在场，并配备必要的抢救设备，通常可以预防。运动负荷试验最易被忽视的禁忌证是未稳定的不稳定心绞痛(包括初发心绞痛),临床上应特别注意。对不能运动的患者可行药物负荷试验。静息心电图 ST 段下降≥1 mm、完全性左束支传导阻滞、预激综合征、室性起搏心律及正在服用地高辛等会影响运动后对心电图的评估,可考虑负荷超声或放射性核素负荷试验。

冠心病的治疗

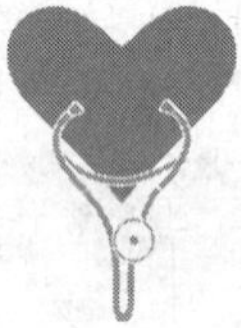

姓名 Name ____________ 性别 Sex ____ 年龄 Age ________

住址 Address ____________________________________

电话 Tel ____________________________________

住院号 Hospitalization Number ____________________

X 光号 X-ray Number ____________________________

CT 或 MRI 号 CT or MRI Number __________________

药物过敏史 History of Drug Allergy ________________

西医治疗

抗栓治疗对急性冠状动脉综合征有没有价值

急性冠状动脉综合征是动脉粥样硬化斑块由稳定转为不稳定,继而破裂导致血栓形成的一组疾病。血小板的激活在本病的发生中起着重要作用,因此抗栓治疗对于急性冠状动脉综合征的预防和治疗都非常重要,尤其在非 ST 段抬高型急性冠状动脉综合征更是如此。抗栓治疗可分为抗血小板治疗和抗凝血酶治疗。

抗凝血酶治疗有哪些药物

主要的抗凝血酶药物有肝素、尿激酶、链激酶、重组体人纤溶酶原激活剂和华法林。肝素可以皮下或者静脉滴注治疗心绞痛。华法林主要用于心房纤颤的抗凝治疗。其余的用于急性心肌梗死的溶栓治疗。

心绞痛的标准治疗方法有哪些

心绞痛的标准药物治疗包括以下方法。

(1) β-受体阻滞剂:该药是治疗心绞痛的重要药物,通过降低心肌收缩力和减慢心率以减少心肌氧耗量;通过延长心脏舒张期可增加冠状动脉灌注时间,从而增加冠状动脉灌注，改善心肌供血。β-受体阻滞剂对劳累型心绞痛效果较好。β-受体阻滞剂可增加运动耐量，减少心绞痛的发作次数。

（2）钙通道拮抗药：也是治疗心绞痛的重要药物。非二氢吡啶类钙通道拮抗药有降低心肌收缩力和减慢心率的作用，可减少心肌氧耗量；有一定的扩张外周血管和扩张冠状动脉的作用，可增加心肌氧供。二氢吡啶类钙通道拮抗药扩张外周血管和扩张冠状动脉作用强。

（3）硝酸酯类药物：是一种非内皮细胞依赖性的血管扩张药，对静脉和冠状动脉有强大的扩张作用，可增加心肌氧供并通过减少心脏前负荷减少心肌氧耗；尚有改善血管内皮功能的作用。还可增加冠状动脉的侧支循环。

（4）阿司匹林：不可逆地抑制花生四烯酸代谢中的环氧化酶，使凝血酶原生成减少，起到扩张血管和抑制血小板聚集的作用。

（5）血管紧张素转换酶抑制剂：已成为心绞痛治疗的重要药物。这类药物不仅可从增加心肌氧供、减少心肌氧耗两个方面改善心肌缺血，而且可从抗动脉粥样硬化、抗血小板聚集、抗炎性细胞浸润、抗血管平滑肌增殖等角度抗心肌缺血。例如雷米普利可使冠心病患者死亡率和缺血事件发生率减少22%。培哚普利减少稳定型冠状动脉疾病心血管事件对心肌缺血治疗有利。

（6）调脂药物：他汀类对心肌缺血治疗有利，可减少心血管事件的发生率。其机制与稳定动脉粥样硬化斑块和抗炎症反应有关。如阿托伐他汀可使冠心病事件更加减少。

近年来顽固性心绞痛治疗药物有哪些进展

尽管从理论基础而言，治疗一般心绞痛和顽固性心绞痛没有明显区别，但是近年来出现了一些新的药物可以试用于顽固性心绞痛。

(1) 抗血小板治疗：新的抗血小板药物正不断问世。阿司匹林仅抑制血栓素2激活的血小板聚集，噻氯匹啶和氯吡格雷可抑制二磷酸腺苷(ADP)激活的血小板聚集，而血小板糖蛋白Ⅱb/Ⅲa-受体拮抗药(商品名：替罗非班)可抑制血小板聚集的最后共同途径，是目前最新的抗血小板药物。有人观察了在急性心肌梗死患者急诊介入治疗时联合应用替罗非班对心肌灌注、左室功能及预后的影响及对血清高敏C-反应蛋白水平的影响。96例急性心肌梗死并接受急诊经皮冠状动脉介入治疗的患者，随机分为替罗非班组和使用氯吡格雷的对照组，比较两组患者的基线特征、术后即刻造影结果、术后7天及60天左室射血分数、左室舒张末期容积、左室收缩末期容积及90天主要不良心血管事件发生率。结果替罗非班组术后2小时的ST段回落程度、酶峰值及峰值时间均优于对照组。无复流发生率及90天主要不良心血管事件发生率明显低于对照组。替罗非班组术后7天及60天的左室射血分数、左室舒张末期容积、左室收缩末期容积优于对照组。两组治疗前C-反应蛋白水平比较无明显差异，治疗后则明显下降，两组下降程度比较有非常明显差异。由此看出，替罗非班在抗血小板聚集方面比经典的抗血小板聚集药有明显的优势，对于急性心肌梗死并做介入治疗者可减少无复流现象的发生，改善心肌水平再灌注状态，改善左室功能，提高临床预后。

（2）低分子肝素：低分子肝素具有抗凝作用强、不良反应小、使用方便等优点，可缓解心绞痛症状、改善运动耐量，并减少心血管事件的发生率。

（3）溶栓治疗：目前溶栓治疗已不仅用于急性心肌梗死的治疗，而且可用于不稳定型心绞痛的治疗。有人对 20 例顽固性心绞痛患者应用尿激酶治疗，12 周后，凝血因子 I 降低了 34%，每周心绞痛发作次数减少 74%，运动耐量改善 51%。对 99 例顽固性心绞痛患者使用了两种剂量治疗以比较大剂量尿激酶和小剂量尿激酶的疗效，结果大剂量尿激酶组在降低凝血因子、降低血黏度，减少心绞痛发作次数、改善运动耐量等方面都优于小剂量尿激酶组。

（4）心肌缺血的代谢疗法：在心肌血液供应减少从而心肌供氧减少的情况下，通过抑制脂肪酸代谢，促进葡萄糖代谢，使珍贵的氧能够得到更有效的利用，产生更多的能量以满足心脏的需要。这类药物有曲美他嗪、左卡尼汀等。对 208 例稳定型心绞痛患者的研究结果显示，与使用黄芪注射液的对照组比较，左卡尼汀静脉滴注和口服 30 天后，心脏功能增加，心绞痛次数减少。

（5）神经刺激：在心绞痛治疗中应用神经刺激的基本思想是阻断心绞痛疼痛时传向中枢的传入神经，从而缓解心绞痛患者的主观症状。目前主要采用经皮穿刺电神经刺激和脊髓刺激的方法来阻断心绞痛疼痛的传入神经。有人通过置放两个电极，一个放在疼痛最明显的部位皮下，另一个放在左侧胸对应位置皮下。刺激强度在痛觉阈值下。也有人将一个电极通过第 4 胸椎～第 6 胸椎穿刺放于第 1 胸椎～第 2 胸椎硬膜外，另一电极放于左上腹皮下。根据“门控理论”，较粗的有鞘的 A 型纤维(非感受伤害的)高频刺激可抑制较细的无鞘的 C 型纤维的冲动，使中枢对疼痛的感受减弱，这就是神经刺激治疗顽固性心绞痛的理论基础。神经刺激还可降低交感神经活性，减少心肌耗氧。这种刺激还可促进心肌血流量流向缺血区域，增加运动耐量，减少心绞痛的发作次数，减少硝酸甘油的用量。在电刺激与冠状动脉搭桥术比较试验中，104 例患者随机分为电刺激组和冠状动脉搭桥组。经过 6 个月随访，两组心绞痛症状均缓解。与电刺激组相比，冠状动脉搭桥组运动耐量改善较多，ST 段压低恢复较好。但冠状动脉搭桥组 51 例中有 7 例在随访期死亡，而电刺激组仅 1 例死亡。当然要清醒地看到，电刺激并不能真正消除心肌缺血以及心肌缺血带来的血流动力学变化，只能减轻疼痛症状。因此只能用于诊断明确、各种药物治疗均无效、冠状动脉内介入治疗和冠状动脉搭桥术均不合适的顽固性心绞痛患者。

(6) 增强的体外反搏：体外反搏将袖带绑在患者的双腿上，利用心电图控制反搏泵的充气和放气。体外反搏治疗心肌缺血的机制是：收缩期袖带放气，使心脏后负荷降低、心肌耗氧减少，并使心脏收缩期缩短、舒张期延长、心肌充盈时间延长；舒张期袖带充气，使心肌充盈压增加、心肌充盈增加。动物实验表明体外反搏可促进冠状动脉侧支循环。在增强体外反搏多中心研究中，139 例患者分为高压（300 vmmHg）增强体外反搏组和低压（75 vmmHg）增强体外反搏组。所有患者在 4～7 周时间内接受 35 次每次 1 小时的增强体外反搏治疗。结果高压增强体外反搏组心绞痛发作次数减少，运动耐量改善。

(7) 激光血管重建术：激光血管重建术是应用激光技术在心肌上打孔，使左心室内的含氧血经激光打成的小孔道流向心肌，对心肌进行灌注，以部分补偿由于冠状动脉狭窄而造成的心肌供血不足。经典激光血管重建术采用手术的方法：左侧胸廓切口，应用高能二氧化碳激光在心肌上形成10～50个孔道，孔道的心外膜开口一般会自行闭塞，或短暂按压后会闭塞，整个手术不需体外循环和心脏停跳。研究表明激光血管重建术可减轻心绞痛症状，改善心肌灌注。将188例分级为Ⅲ～Ⅳ级的顽固性心绞痛患者，分为激光血管重建术组和对照组。经12个月随访，血管重建术组心绞痛分级降低，需用的抗心绞痛药物减少，住院时间减少。但两组总死亡率和运动耐量无差别。192例大部分为Ⅳ级的顽固性心绞痛患者分为激光血管重建术组和对照组。结果血管重建术组心绞痛分级降低，生活质量指数改善，正电子发射CT心肌铊显像显示心肌灌注改善。12个月内，血管重建术组仅2%的患者因心绞痛而住院，而对照组为69%，但两组死亡率无差别。将275例心功能Ⅳ级的顽固性心绞痛患者分为激光血管重建术组和对照组，结果血管重建术组心绞痛分级降低，生活质量改善，运动耐量改善，住院时间减少，但两组死亡率无差别。

(8) 基因治疗：基因治疗是采用基因技术促进心肌血管增生。方法是将含有能表达血管内皮生长因子的基因的质粒涂在球囊的外膜上。在进行球囊扩张时将这种质粒带入冠状动脉内膜上，起到刺激冠状动脉内血管生长的作用。目前采用腺病毒作为载体进行基因转移。除转移表达血管内皮生长因子的基因外，目前还转移基本的成纤维细胞生长因子基因，以促进血管生长，改善血管内皮功能，增加心肌血供。对59例顽固性心绞痛患者输注重组型成纤维细胞生长因子基因，180天后，试验组心肌灌注增加，但左室射血分数无改善。有研究对13例顽固性心绞痛患者输注血管内皮生长因子基因，结果治疗组心绞痛症状减轻，硝酸甘油用量减少，运动耐量改善，心肌灌注增加，但射血分数无改变。在腺病毒基因治疗试验中，对治疗组转移成纤维细胞生长因子基因，结果治疗组运动耐量改善。

(9) 经皮穿刺心肌静脉动脉化：心肌静脉动脉化的理论基础是：① 心肌静脉之间有丰富的相互联系，去除一根静脉后不会影响心肌的血液回流。② 将心肌静脉与动脉接通后，一段时间后静脉壁可发生动脉样变化。③ 当心肌静脉与动脉接通后，动脉血可沿静脉分支对心肌进行灌注。④ 动脉粥样硬化非常严重的患者，心肌静脉上很少发生动脉粥样硬化病变。经皮穿刺心肌静脉动脉化的另一应用是进行“经皮穿刺冠状动脉搭桥术”，即在阻塞冠状动脉近端与邻近静脉间作一个连接，再在该静脉与阻塞动脉远端间作一个连接，该静脉作为一段移植血管。经皮穿刺心肌静脉动脉化目前还刚刚起步。

(10) 心脏移植：对所有方法均无效的患者，心脏移植是最后的选择。但心脏移植供体少，心脏移植后 1 年存活率为 80%，10 年存活率为 40%。这些均应在术前告知患者。

总之，顽固性心绞痛治疗的研究仍在进行中，激光血管重建术、基因治疗、经皮穿刺心肌静脉动脉化等可能是较有前途的治疗方法。

冠心病心绞痛急性发作有哪些治疗方法

冠状动脉的血流量不能满足心肌代谢的需要，引起心肌急剧的、暂时的缺血缺氧时即可发生心绞痛。冠心病心绞痛的治疗原则就是改善冠状动脉的供血和减轻心肌的耗氧，同时治疗冠状动脉硬化。冠心病心绞痛发作时的治疗有：

（1）休息：发作时立刻休息，一般患者在停止活动后症状即可消除。

（2）药物治疗：较重的发作，可使用作用较快的硝酸酯制剂，可用硝酸甘油1～2片置于舌下含化，1～2分钟即可起作用。或者舌下含化1～2片硝酸异山梨酯，2～5分钟见效，作用维持2～3小时。

冠心病心绞痛缓解期有哪些治疗措施

缓解期的治疗包括：

（1）饮食生活调节：进食不应过饱，以七分饱为宜；禁止烟酒；调整日常生活及工作量；减轻精神负担；保持适量体力劳动，以不发生疼痛症状为度；一般不需卧床休息。

（2）西药治疗：使用作用持久的抗心绞痛药物，以防心绞痛发作，可单独、交替或联合应用作用持久的抗心绞痛药物，如硝酸酯制剂、β-肾上腺素受体阻滞剂和钙离子拮抗剂等。

（3）中医中药治疗：目前以活血化瘀法和祛痰通络法最为常用，此外，针刺和穴位按摩治疗也有一定疗效。

（4）介入治疗：冠状动脉腔内成形术和支架置入术已成为治疗本病的重要手段。

（5）运动锻炼疗法：谨慎的、适宜的运动锻炼有助于促进侧支循环的发展，提高体力活动的耐受量而改善症状。

冠心病心绞痛的治疗除了用药物防止再次发作外，应从阻止和逆转冠状动脉粥样硬化病情进展，预防心肌梗死等方面综合考虑，只有这样才能达到更好的、更根本的治疗。

改善冠心病症状、减轻缺血可以使用哪些药物

β-受体阻滞剂是慢性稳定性心绞痛患者改善心肌缺血的最主要药物，应逐步增加到最大耐受剂量。当不能耐受β-受体阻滞剂或疗效不满意时可换用钙拮抗剂、长效硝酸酯类等药。当单用β-受体阻滞剂疗效不满意时也可加用长效二氢吡啶类钙拮抗剂或长效硝酸酯，对于严重心绞痛患者必要时可考虑β-受体阻滞剂、长效二氢吡啶类钙拮抗剂及长效硝酸酯3药合用，此时需严密观察血压。研究表明，控释硝苯地平可减少血管重建，亚组分析显示，对合并高血压的冠心病患者可使Ⅰ级终点相对危险下降，建议长效钙拮抗剂可作为初始治疗药物，而不一定在其他药物无效后使用或加用。代谢类药物曲美他嗪也可作为减轻缺血的药物与其他药物合用，或作为传统治疗药物不能耐受时的替代治疗。

慢性稳定性心绞痛要不要进行血管重建治疗

根据现有循证医学证据，严重左主干或等同病变、3支主要血管近端严重狭窄、包括前降支近端高度狭窄的1～2支血管病变，且伴有可逆性心肌缺血及左室功能受损而伴有存活心肌的严重冠心病患者，行冠状动脉搭桥术可改善预后，例如减少死亡率及急性心肌梗死发生率。糖尿病合并3支血管严重狭窄，无前降支近端严重狭窄的单、双支病

变以及心性猝死或持续性室性心动过速复苏存活者，日常活动中频繁发作缺血事件者，血管重建有可能改善预后。对其他类型的病变只是为减轻症状或心肌缺血，因此，对这些患者血管重建应该用于药物治疗不能控制症状者，若其潜在获益大于手术风险，可根据病变特点选择搭桥手术或经皮冠状动脉介入治疗。

当前国内在慢性稳定性冠心病的血管重建治疗方面也存在不少误区。例如，对轻度或临界性狭窄病变，不作任何功能检查，不论是否有缺血，一律置入支架；对多支复杂病变中的严重狭窄经介入治疗不成功时，仅处理轻度病变，而遗留功能意义更重要的严重病变，也不建议患者行冠状动脉搭桥；对更适宜冠状动脉搭桥手术的患者过度应用支架治疗等。

近年来，我国介入治疗发展较快，2006 年估计已超过 10 万例，今后一段时间内重点应该放在规范这项技术上，规范适应证选择，规范介入治疗技术及规范手术前后处理。

硝酸甘油这类的药物如何发挥治疗心绞痛作用

硝酸甘油可用 0.3～0.6 mg 片剂，置于舌下含化，使迅速为唾液所溶解而吸收，1～2 分钟即开始起作用，约半小时后作用消失。约 92%的患者有效，其中 76%在 3 分钟内见效。若无效，隔 5～10 分钟可重复剂量。延迟见效或完全无效时，提示患者可能并非患冠心病而是其他疾病，例如胆囊炎、胃溃疡引起的疼痛，或者是急性心肌梗死。也要注意是否药物因过期而失效或未溶解，如属后者可嘱患者轻轻嚼碎之继续含化。除了片剂外，还有喷雾剂和贴剂。不良反应有头昏、头胀痛、头部跳动感、面红、心悸等，偶有血压下降。因此第一次用药时，患者宜取平卧位，必要时吸氧。

和硝酸甘油一类的药物叫硝酸酯类药物。除了用于冠心病心绞痛和心肌梗死之外，近年来也用于治疗高血压、心力衰竭和休克等。这类药物的作用机制有两个途径：第一个途径是与血管上的特殊的硝酸酯受体结合，激活一系列酶，最后减少 Ca^{2+} 进入细胞内或增加肌质网对 Ca^{2+} 的摄取，使细胞内 Ca^{2+} 减少，从而血管扩张。第二个途径通过影响前列腺素系统使前列环素释放增加，或通过促使血管内皮细胞合成及释放以一氧化氮为主的内皮松弛因子达到扩张血管效果。

这类制剂可分为速效、中效和长效 3 类。硝酸甘油是速效。另一种速效药物是亚硝酸异戊酯，该药为极易气化的液体，盛于小安瓿内，每安瓿 0.2 ml，用时以手帕包裹敲碎，立即覆盖于鼻部吸入，作用快，10～15 秒内即有效果，几分钟后作用即消失。本药作用与硝酸甘油相同，其降低血压的作用更明显，且没有硝酸甘油使用方便，现在已经很少应用。硝酸异山梨酯(消心痛、异舒吉)也可用于急救，其特点是给药途径较多，可用 5～10 mg，舌下含化，2～5 分钟见效，作用维持 2～3 小时；或用喷雾剂喷入口腔，每次1.25 mg，1 分钟见效。在应用上述药物的同时，可考虑加用镇静药，可以辅助硝酸酯药物缓解心绞痛症状。

单硝酸异山梨酯有什么特点

单硝酸异山梨酯商品名为异乐定、索尼特，其最大特点是口服后不被肝脏灭活，血中药物浓度稳定，胃肠吸收完全，生物利用度几乎达到 100%。对血压和心率影响小，不良反应较轻，偶有头晕、头痛、口干等症状。如果头痛等反应严重，可以减半量使用，绝大部分患者都可以耐受。口服后有效血流动力学作用长达8～9小时，半衰期为4～5小时，是硝酸异山梨酯的8倍。该药最适用于预防心绞痛和心绞痛缓解期的治疗，也适用于心肌梗死后的治疗。剂量为每日40～60 mg。

心绞痛缓解期除药物外要注意哪些事项

心绞痛缓解期宜避免各种确知足以诱致发作的因素。调节饮食，例如一次进食不应过饱。禁绝烟酒。调整日常生活与工作量，减轻精神负担。不禁忌体力活动，但是一定要掌握分寸，切记不可以“硬拼”，不要以为增加体力活动量可以增加心脏功能。活动量的多少以不发生疼痛症状为度。一般不需卧床休息。对于初次发作的心绞痛或者发作次数增多以及疼痛程度较前加重的心绞痛，以及休息时即有心绞痛发作，或者曾经有过急性心肌梗死的患者，应该休息一段时间，使用作用持久的抗心绞痛药物。这类心绞痛统称为不稳定心绞痛。初发的心绞痛以及比以前加重的心绞痛极易发展为急性心肌梗死，务必重视。对于因为种种原因不能或者暂时不能做介入治疗者，适当积极的药物治疗可以用治疗的“时间”换取冠状动脉的“空间”。

冠心病心绞痛治疗中用“时间”换“空间”是何意

患者常有这样的困惑：既然冠心病心绞痛的根本问题

在于冠状动脉狭窄,使用硝酸酯类药物只能暂时扩张血管,一般不可能使已经狭窄的冠状动脉中的斑块消退,药物治疗还有什么意义呢?

这话不是一点道理没有。心绞痛发作时,用药扩张冠状动脉只是对症处理。但是对于冠心病而言,这种对症处理减少了心肌伤害,争取到了比介入治疗等更为彻底治疗的时间。更具有价值的是,即使不做介入治疗,随着时间的延缓,心肌对氧供的要求会逐渐减少,因此症状也就会减轻,甚至消失。这就是心肌本身对缺血的代偿。

发生硝酸酯制剂耐药性该如何处理

长期反复应用硝酸酯制剂可由于产生耐药性而效力减低,停用 10 天以上,可恢复有效。硝酸酯类药物耐药一旦发生,恢复前无法使硝酸酯类药物再次生效,因此预防是重中之重。一般可采取间歇给药、偏心给药、逐渐增量、联合用药等方法预防硝酸酯类药物耐药的发生。

(1) 间歇给药法:间歇给药法可防止耐药,其间歇期取决于药物的半衰期,保证每日有一定的硝酸酯空无期:硝酸甘油需大于 8～12 小时;硝酸异山梨酯(消心痛)需大于 12～14 小时。合理使用硝酸酯类药物的关键,是保证 8 小时"低硝酸酯间期",即在 24 小时内维持 8 小时体内没有硝酸酯或浓度极低。在间歇期后,内皮细胞和平滑肌细胞通常可恢复对硝酸酯的反应。

(2) 偏心给药法:偏心给药法,即早 8 点和下午 2 点服药,用药时间偏在 24 小时的前 8 小时内,后 16 小时不用药;因此后 8 小时浓度降低,产生 8 小时的无硝酸酯间期。如果静脉输液,要避免 24 小时连续,只输 15～16 个小时,使内皮细胞和平滑肌细胞有休息恢复的时间。如采用贴膜方式,则贴 16 小时,后面 8 个小时需摘下贴膜,即产生 8 小时的无硝酸酯间期。口含或喷雾的方法无限制,可以正常使用。另外,一定要选择偏时性释放的硝酸酯类长效制剂,即前 16 个小时里面释放药物,后面 8 小时无释放或少量释放,上述方法都可以减少耐药性。

但不是所有的患者都可以采用间歇给药法或偏心给药法,在严重不稳定性心绞痛时,采用间歇给药法或偏心给药法时,在深夜或凌晨时,体内药物浓度降低至最低水平,易发生心绞痛,这种现象即所谓的“零点现象”或“反跳现象”。

(3) 逐渐增量法:为避免“零点现象”,可采用逐渐增量法,即早、中、晚分别给予硝酸异山梨酯 5 mg、10 mg、15 mg,可避免耐药和零点现象。也可采用偏心给药法,并在睡前加服 1 次非硝酸酯类扩血管药,如硫氮唑酮、氨氯地平等,既可避免硝酸酯耐药,又可避免零点现象的发生。对于稳定性心绞痛可采用体力活动前临时预防性服用硝酸酯,或出现胸闷先兆时再舌下含服,平时不用硝酸酯类药,这样也可避免耐药产生。

(4) 联合用药:使用硝酸酯的同时可联合应用β-受体阻滞剂,可抑制硝酸酯所致的神经内分泌激活。卡维地洛可有效预防耐药,除具有肾上腺素能拮抗作用外,还具有抗氧化及清除自由基作用。联合使用其他氧自由基清除剂,如维生素 C、维生素 E 等药物,清除超氧阴离子而减少一氧化氮灭活,可防止硝酸酯耐药现象的产生。补充叶酸也可防止耐药性的发生。如果开始使用静脉硝酸甘油无反应,即为假性耐药,可给予呋塞米(速尿)来克服假性耐药现象。限制水钠的摄入,可改善心力衰竭时的假性耐药。联合使用卡托普利能防止或逆转耐药发生,卡托普利可提供巯基,同时还有减少血管紧张素Ⅱ的作用。另外，联合使用其他血管紧张素转换酶抑制剂和血管紧张素受体拮抗剂，如依那普利、贝那普利及氯沙坦、缬沙坦、厄贝沙坦等可抑制血管紧张素Ⅱ和蛋白激酶-C激活，从而防止耐药产生。

急性心肌梗死的家庭急救措施有哪些

家庭自救措施有：

(1) 就地休息，心情放松，不要紧张，可服用地西泮(安定)2.5～5 mg镇静情绪。

(2) 止痛：服用自备急救药物，如舌下含硝酸甘油、硝酸异山梨酯(消心痛)或速效救心丸、复方丹参滴丸、冠心苏合丸等扩冠药物，也可使用硝酸甘油喷剂。

(3) 同时立即吸入氧气。

(4) 如发生心脏骤停，应立即进行心肺复苏，直到医师到来。施救者可在患者心前区迅速有力地捶击胸骨中部1～2次，然后施行体外心脏按压，达到人工循环效果；胸外按压时，一定要按压剑突上即胸骨下半段，切记不要按压剑突、肋骨。以手掌根部放在按压处，另一只手掌放在其上，两手手指按压时上翘，两臂伸直，两肘关节不要弯曲。利用操作者上半身的重力，用力方向为对准脊柱垂直下压，一般使胸骨下陷3～4 cm为宜。按压频率80～100次/分为宜。

(5) 开放气道：平卧位、头后仰，头低于胸部，可去掉枕头，解开腰带和上衣扣，有呕吐者应该让其头偏向一侧，并清除口腔异物，如痰液、假牙等。

(6) 人工吹气：抢救者用托下颌的手拉开患者的口唇，另一只手捏紧鼻翼，以防吹气时漏气，抢救者深吸气后双唇紧贴患者的嘴外周开始吹气，每分钟 14～16 次，每次吹气时间 1～1.5 秒，吹气后放松紧捏鼻翼的手，使患者肺内气体排出。

(7) 人工吹气和胸外按压必须协调，以适当比例进行：开始吹气时先猛吹 2 次。单人抢救操作每按压 15 次，吹气 2 次；两人操作时，一人按压 5 次，另一人则吹气 1 次。

急性心肌梗死患者能否存活以及存活后的生活质量高低，与梗死面积大小、就诊时间早晚密切相关。因此早一分钟施以恰当的抢救措施，就增加患者抢救成功的一份可能性。时间就是生命。

什么叫急性心肌梗死的再灌注治疗

再灌注的概念是从“灌注”而来。血液通过冠状动脉营养心肌，好比水通过渠道浇灌庄稼，因此而得名为“灌注”。在急性心肌梗死时，发生病变而堵塞的血管失去了灌注相关心肌的功能。通过治疗，使其恢复灌注，所以把这一类治疗命名为“再灌注”治疗。再灌注治疗的方法有溶栓治疗、介入治疗和搭桥手术。

何谓急性心肌梗死的溶栓治疗

在急性心肌梗死形成和发展过程中都有血栓因素的影响。一部分患者可能在冠状动脉粥样硬化的基础上形成血栓，使冠状动脉闭塞而发生心肌梗死；有些患者可能是由于冠状动脉持久痉挛而发生心肌梗死，并在此基础上形成血栓，从而使心肌梗死的范围扩大。心肌梗死患者的死因，多数是由于泵功能衰竭或与其相关的致命性心律失常或心脏破裂。这些情况都是大面积心肌坏死的后果。业已证明，心肌坏死的数量是决定患者预后最主要的因素。限制心肌坏死范围的最有效方法是早期恢复冠状动脉血流。如能在急性心肌梗死早期将冠状动脉再通，使心肌重新得到充足的血液灌注，就能阻止梗死范围的扩大。基于上述想法，溶栓疗法应运而生。总之，急性心肌梗死的发生、发展与血栓形成关系密切，所以针对血栓形成的溶栓治疗已经成了急性心肌梗死的最基本、最重要的治疗办法之一。

溶栓疗法就是溶解血栓的治疗方法，即在急性心肌梗死的早期使用具有溶解血栓作用的药物，将血栓溶解，使冠状动脉再通，使心肌重新得到血液灌注。常用的溶栓药物有链激酶和尿激酶，它们能通过不同的途径溶解血液中的纤维素原及纤维素，从而使血栓溶解。

溶栓疗法根据用药途径可分为冠状动脉内溶栓及静脉内溶栓两种。

（1）冠状动脉内溶栓：是先用导管经动脉插入冠状动脉再注射尿激酶或链激酶，使冠状动脉内的血栓溶解，其成功率为 68%～89%。但是由于冠状动脉内溶栓需要进行动脉插管，从准备到实施需要相当时间，并且对医院的设备和技术人员需要有必要的要求，因此影响了该疗法的普遍使用。

（2）目前多采取静脉内溶栓：静脉内溶栓治疗不需插管，而且可在一般医院内进行，甚至可在救护车中进行，因此使用更为广泛。它是在短时间内，一般为 30 分钟内将 50 万～150 万单位链激酶或者相应数量的尿激酶由静脉滴入后，再在 6 小时内持续给药，有效率为 50%～90%不等。

怎样知道溶栓治疗是否成功

溶栓治疗成功的患者，胸痛症状迅速减轻或消失；心电图好转，具体标准是ST段抬高最显著的导联ST段迅速回降超过或等于50%；在使用溶栓剂后的两小时内可以出现短暂的加速性室性自主心律，短暂室颤，房室或束支传导阻滞突然消失，或下、后壁心肌梗死出现一过性窦性心动过缓，窦房或房室传导阻滞伴低血压状态；血清肌酸磷酸激酶以及同工酶的酶峰提前至发病14小时以内；心功能恢复过程加快，心肌梗死范围明显缩小。如果在静脉溶栓前后均作冠状动脉造影，溶栓前梗死冠状动脉完全闭塞，溶栓后梗死冠状动脉血管床则有部分显影或全部显影，提示本来已经梗死的冠状动脉“再通”。溶栓后原先梗死的冠状动脉血流越通畅，患者的恢复情况越乐观。部分再通者与完全再通者的住院死亡率分别为7.9%和4.3%，而未通者的死亡率是10%左右。血流溶栓治疗成功与否，最关键的是要及早开始，越早越好，一般认为如心肌梗死已超过6小时，则效果较差。

溶栓疗法的主要并发症是什么

溶栓疗法的主要并发症是造成出血。目前所使用的溶栓剂均有这种危险，而且各种溶栓剂在出血发生率方面无显著区别。轻度出血如皮肤黏膜出血、肉眼及显微镜下血尿、血痰或少数咯血的发生率为5%～10%。严重出血如大量咯血、消化道大出血或腹膜后出血需要输血的发生率为1%～2%。颅内出血是最危险的并发症，发生率为

0.1%~2%。在下列情况下的溶栓治疗容易发生颅内出血：高血压、合用肝素或阿司匹林、高龄、女性和用重组组织型纤溶酶原激活剂。如果使用链激酶和与链激酶相似的溶栓剂，过敏的发生率为5%左右，一般为轻度反应。为了防止严重不良反应，在使用链激酶以及与链激酶相似的溶栓剂后的1年之内，不宜再使用这类溶栓剂。这类药物在快速给予后，可发生短暂的低血压，抬高下肢及输液可以纠正。冠状动脉再通后发生的心律失常，以短暂的加速性室性自主心律最为常见，以下、后壁心肌梗死溶栓后出现的缓慢心律失常为最有特异性。这些再灌注产生的心律失常发生时间较短，有的无需处理，不会危及生命。

溶栓治疗是否对所有的急性心肌梗死都合适

对一个诊断明确的急性心肌梗死患者，符合以下条件，应该做溶栓治疗：自胸痛开始计算的发病时间小于2小时；心电图ST段提高至少在两个相邻的胸导联大于0.2 mV或肢体导联大于0.1 mV；含硝酸甘油后抬高的ST段不下降；年龄在原则上无上限，但应因人而异，在高龄患者需特别注意脑血管及肝肾功能。

哪些情况不适合溶栓治疗

不是所有的急性心肌梗死都适合溶栓治疗。例如，半年内有脑卒中史、2周内有大手术或外伤史、未控制的高血压（血压＞160 /110 mmHg）、有出血性疾病史或有出血倾向、10天内有不能压迫的大血管（如颈内动、静脉或锁骨下动、静脉)穿刺史的患者。有这些情况的患者本身就是易出血者。溶栓剂使用后,增加出血倾向,会发生致命性脏器大出血,尤其是大脑出血。再如有创伤的长时间的心肺复苏后、对扩容和血管加压无反应的休克、在梗死相关血管分布的心肌区域内有穿壁性心肌梗死史者。这些患者的内环境处于极端不稳定状态,溶栓会促使内环境进一步恶化,导致死亡。再如肝、肾功能障碍及严重者如有恶性肿瘤这样的进展性疾病,都可能因为溶栓治疗使原有的疾病加重。

冠心病介入治疗是怎样的治疗方法

冠心病介入治疗法是目前治疗冠心病的方法之一。冠心病介入治疗不通过外科开胸手术,不需要全身麻醉。在X线下就能从腔内狭窄的冠状动脉介入,因此称为冠心病介入治疗。介入治疗时患者清醒,在股动脉或桡动脉处局麻后穿刺动脉送入心导管。冠心病介入治疗技术目前包括3个部分。一是经皮腔内冠状动脉成形术,是通过穿刺皮肤将导管插入血管内,使特制的气囊导管送到狭窄的冠状动脉内腔,通过在体外加压扩张气囊,将狭窄张开,使病变冠状动脉重新构型;二是冠状动脉支架植入术,经过冠状动脉成形术后发现有50%～90%的病变需植入支架;三是经皮腔内血栓抽吸术,使用特制的抽吸装置,将冠状动脉内的血栓或斑块碎屑抽出体外,增加冠状动脉灌注。与经皮冠状动脉腔内血管成形术(PTCA)相比冠状动脉支架的优点是能使狭窄病变得到更理想的扩张,使PTCA后再狭窄率降低一半,并能使术中撕裂的冠状动脉内膜迅速贴壁,以减少术中并发症,提高成功率和安全性。冠心病介入治疗较药物治疗疗效可靠、直接、迅速、理想,可起到立竿见影的效果,手术风险及创伤又比外科搭桥明显减少,术中死亡并发症小于 0.5%,可多次重复应用,术后 2~7 天即可恢复正常工作、活动和生活能力。因此在西方发达国家,目前接受介入治疗的冠心病患者的比例最高,在我国也在逐渐增多。冠心病介入治疗适合于绝大多数冠心病患者,包括高龄和高危患者。冠状动脉内介入治疗包括在发生急性心肌梗死时马上进行的即刻介入治疗。由于技术的进步和医师经验的积累,施行冠状动脉内介入治疗或冠状动脉搭桥术的人数正逐年增加。美国每年大约有 70 万患者进行冠状动脉内介入治疗,4 万患者做冠状动脉搭桥术。

是不是所有的冠心病患者都可以通过植入支架来扩张狭窄的冠状动脉

从理论和常识推论,所有的冠心病患者都可以用植入支架扩张冠状动脉。极端地说,不是冠心病也可以植入支架。冠心病的医学诊断定义是冠状动脉狭窄超过 50%。冠状动脉狭窄小于 50%(比如 40%),不符合冠心病的诊断标准,因此不是冠心病,对这样的狭窄患者是否也可以考虑植入支架呢?当然不需要、不可以。现在的规定是只有狭窄大于 70%,才可以考虑植入支架治疗狭窄的冠状动脉。植入支架的目的是增加狭窄动脉的面积,使原先狭窄的程度减轻。但是支架是金属体,本身要占据一定的面积。狭窄越严重者,扩张所得到的增加的面积与支架本身所占的面积的比例越大,也就越有益。狭窄相对不严重者则比例越小。从这个角度考虑,目前大致以 70%为界线。

是否需要植入支架除了狭窄程度外还有没有其他影响因素

如果患者有出血倾向也就是容易出血、活动性消化道溃疡、在最近6个月有脑出血情况不可植入支架。因为植入支架的术中及术后需要抗血小板药物以及抗凝药物治疗，而在这些情况的背景下，无法使用可能导致出血的上述药物治疗。另外还要考虑病变血管本身的某些情况。例如，病变血管的直径小于2 mm以及病变血管的近端血管明显弯曲或者硬化也不能进行支架植入。过细的病变血管以及近端血管明显弯曲使导管和支架无法进入，过于硬化的血管在手术中容易破裂而发生致命危险。由于年龄越大血管硬化的程度相对越严重，所以高龄者的支架植入也有一定的限制。在对病变血管植入支架手术时，因为支架在未扩张前，会完全堵塞相应的血管。所以必须在该血管供血相关的心肌有代偿性的血液供应。因此对于3支主要血管都存在严重病变者，也不能做支架植入。换句话说，病变太严重者，就不能做支架植入。

支架植入后再狭窄是什么原因

介入治疗的再狭窄原因，是脂肪沉淀物的再次堆积或者是动脉血管壁伤口处组织细胞的过度生长。涂药支架就是在支架上涂抹适当药物来达到防止细胞再生的目的，所携带的药物能够维持1个月的时间，术后第1个月正是细胞生长的时间窗，此时控制细胞的生长，再狭窄的可能就很微小。存在再狭窄可能的高危人群最好选择涂药支架，通过药物的释放抑制细胞生长，防止再狭窄。易发生再狭窄的高危人群是指有糖尿病、小血管（血管内直径小于等于2.5 mm）病变、狭窄部位较长及在血管开口、分叉地方狭窄的患者。

介入手术所用的支架有哪些

医疗市场上的支架种类越来越多，应该选择什么样的支架来治病，是患者及家属考虑的首要问题。我国医疗市场上的支架，从来源上可分为国产支架和进口支架；从是否载药上分为药物支架和裸金属支架；药物支架中根据载药的种类上分为雷帕霉素支架和紫杉醇支架；从载药方法上分为药膜载药、可降解药膜载药、无药膜载药等。

支架的主要的功能是：① 支撑血管使之扩张；② 防止再狭窄；③ 防止血栓形成。

从价格上来说，进口支架要比国产支架贵一些。从防止再狭窄角度来说，药物支架强于裸支架。但是这也仅仅从某个角度而言，并非是绝对的好与绝对的坏。

从实用性的角度来说，功能发挥都是一样的。例如载有雷帕霉素的不可降解涂层支架可明显抑制新生内膜的生长，减少再狭窄的发生，但是，相应也增加迟发性血栓形成的机会。

药物支架在体内发挥作用第一个阶段是支撑作用，第二个阶段是抑制再狭窄作用。一般在植入支架后，头1、2个月作用最大，3个月时如果血管内膜长好了的话，在6个月以后相对事件就会少很多，过了9个月，支架就已经没什么作用了。过了这段时间，支架的安全性就变得十分重要。此时最安全的支架是金属裸支架。但金属裸支架的再狭窄率一直很高。

什么是冠状动脉搭桥手术

俗称"冠脉搭桥术"，是一种疗效非常肯定的治疗严重冠心病的有效方法。冠心病的冠状动脉狭窄多呈节段性分布，一般位于冠状动脉的近中段，远段大多正常。冠状动脉搭桥术就是在冠状动脉狭窄的近端和远端之间建立一条通道，使血液绕过狭窄中位而到达远端，如一座桥梁使公路跨过山壑江河一样畅通无阻。

这种手术主要是在体外循环下施行主动脉-冠状动脉旁路移植手术，取患者自身的大隐静脉作为旁路移植的材料，一端吻合在主动脉，另一端吻合在有病变的冠状动脉段的远端，或游离内乳动脉与病变冠状动脉远端吻合，引主动脉的血流以改善病变冠状动脉所供血心肌的血流供应。

哪类患者需要搭桥

本手术主要适应于比较严重的冠状动脉狭窄的患者。例如：

(1) 左冠状动脉主干病变狭窄＞50%。外科手术是左主干病变的首选。因为左主干一旦发生堵塞或再狭窄，可能会致命。为了缩小风险，最好选择搭桥。

(2) 左前降支和回旋支近端狭窄≥70%。冠状动脉3支病变伴左心室射血分数＜50%。病变血管较多，如果选择介入治疗，要放很多支架，这会使再狭窄、发生血栓的概率大大增高。而且，患者的经济负担也较重。

(3) 伴有心功能不全：这类患者需要完全性的血运重

建以促进缺血心肌的恢复，介入很难做到。

以下情况也可考虑做冠状动脉搭桥手术：如稳定型心绞痛对内科药物治疗反应不佳，影响工作和生活；不稳定型心绞痛或非 Q 波性心肌梗死内科治疗效果不佳。有严重室性心律失常伴左主干或 3 支病变。介入治疗失败仍有心绞痛或血流动力异常。伴有糖尿病的患者：普通支架对糖尿病患者的再狭窄率较高，而药物支架问世时间较短，还没有明确证据表明介入治疗会比搭桥有更好的疗效。冠心病心肌梗死后并发症患者：心室破裂、室间隔穿孔、二尖瓣关闭不全等都必须选择外科搭桥手术治疗；由于支架植入需要患者长期服用抗血小板药物，对抗血小板药物过敏的患者也应考虑搭桥手术。

哪些人不可以做搭桥手术

从理论上说，只要冠状动脉狭窄影响到患者日常生活的，都可以做搭桥手术。但是考虑到这毕竟是需要开胸，有的需要体外循环支持的大手术，所以手术对象一定是比较严重的冠状动脉狭窄患者。然而，如果患者有呼吸系统的疾病，接受全面麻醉可能会有危险，不适合接受常规体外循环搭桥，而应选择介入治疗。

冠心病的药物治疗、介入治疗和外科搭桥手术各有什么优缺点

治疗冠心病主要有药物治疗、支架介入和冠状动脉搭桥术 3 种方式，3 种方式各有长短。服药并不能改变血管狭窄的状况，但药物仍是冠心病治疗的基础及重要手段。

如果药物治疗不能减轻诸如心绞痛症状，或者发生了急性心肌梗死，一般选择冠状动脉支架植入。在冠状动脉狭窄很严重时，则应该做冠状动脉搭桥手术。一般在冠状动脉血管存在严重狭窄达到70%以上或闭塞的时候，考虑支架介入治疗。比较搭桥手术与支架介入两者之间各有优劣。

心脏搭桥手术是场“大仗”，可以解决严重的冠状动脉病变，但需要全身麻醉，气管插管，体外循环，手术时间长，住院时间长。而支架介入治疗只需局部麻醉，只要在大腿股动脉穿刺即可。一位刚刚进行介入治疗两天的中年男性已经行动自如。当然，并不是所有冠心病患者都适宜进行支架介入。如血管弯曲、完全闭塞，分叉口、左主干狭窄做介入就比较困难。支架介入还有一个再狭窄的问题。虽然目前的药物支架已经使手术后的6个月再狭窄率下降到5%左右，但是远期再狭窄率还是有相当的比率。

需要指出的是，也存在这种情况，如患者高龄，心功能很差，伴有严重心律失常等情况，可能不适应做冠状动脉搭桥如此大手术，此时回到药物治疗也是一种选择。

能否进行介入治疗和外科搭桥联合治疗

有过这样的病例报告。如某80岁高龄患者长期卧床，罹患冠心病多年。近日冠状动脉造影提示左主干开口95%狭窄，前降支近段60%狭窄，对角支开口80%狭窄。作为供给心脏血液的动脉，冠状动脉分为左右两支，左右支之间还有丰富的吻合支或侧支。左主干、前降支、对角支都是承担重要供血任务的血管。患者年迈体弱难以承受开胸手术，介入支架的内科治疗又可能出现心跳骤停，风险过大。救治方案陷入了两难境地。内科与外科则联手进行手术。心脏外科进行胸部小切口微创心脏不停跳冠状动脉搭桥术，建立冠状动脉前降支的血运，形成一个有保护的左主干，降低内科介入的风险。再通过内科介入，放置左主干及对角支支架，达到完全再血管化，即血液循环获得了重建。冠心病“杂交”技术尤其适用于高龄或肾功能不全、呼吸功能不全等无法耐受开胸手术的患者，既降低了外科手术的创伤，又降低了内科介入的风险，使得本来无法行内科介入治疗的患者成为可行。这种称之为“杂交”的手术模式将多学科专家汇集成一个团队，共同为疾病的治愈出谋划策。“杂交”技术可应用于心脏学科的许多领域，包括冠心病、先天性心脏病和大血管动脉瘤等。

什么是猝死

“猝”是突然的意思，猝死即为突然死亡。医学对猝死有确切定义，但是在不同的地区也略有不同。1979 年国际心脏病学会、美国心脏学会定义的猝死为：急性症状发生后即刻或者情况 24 小时内发生的意外死亡。世界卫生组织定为发病后 6 小时内死亡者为猝死。目前大多数学者倾向于将猝死的时间限定在发病 1 小时内。我国对猝死的定义也为在出现症状后 1 小时内死亡。猝死特点：① 死亡急骤；② 死亡出人意料；③ 自然死亡而非暴力死亡。重点是在“自然的”、“骤然发生”、“快速”和“不能预期的”这几个方面。由于许多猝死原因即便在尸体解剖后仍然难以明确，医学上又将原因不明的“猝死”称为“猝死综合征”。

心源性猝死有哪些预兆

死亡前应该有前驱症状也就是预兆，但是猝死因为是突然无原因的自然死亡，目前所了解的多是存活者的回忆所得，而从理论上而言，这些患者并不是严格意义的猝死者。一般认为，猝死的前驱症状是出现新的心血管症状或者原有的症状加重，诸如胸痛、呼吸困难、心悸或疲乏无力。特异的症状可能是急骤发生的心悸或心跳加速、头晕、呼吸困难、软弱无力或胸痛。比这些特异症状更为重要的是心血管状态的显著改变。在许多病例，这段时间非常短暂，患者往往不能回忆起在晕厥发生之前有任何症状。

发生猝死时心脏、大脑有哪些改变

猝死时心脏多发生骤停。医学上的“心脏骤停”除了心脏完完全全停止跳动外，还包括心脏即便有收缩舒张活动却不能有效排出血液的那种状态。心脏发生骤停，患者会由于脑血流量不足而出现意识突然丧失、呼吸停止和脉搏消失。室颤就是心脏骤停的一种。医院外发生的心脏骤停患者中为 60%～80%为室颤。其他还有持续性室速、心室破裂、心脏压塞、血流的急性机械性阻塞（如大的肺动脉栓塞）以及大血管的急性事件（如大动脉穿孔或破裂）等。

如果不能施以有效的治疗干预，持续 4～6 分钟的室颤引起不可逆的大脑损害。8 分钟内若缺乏生命支持治疗措施，即刻复苏和长时间存活几乎不可能，虽然有过心脏停跳几小时抢救成功的报道，但是或许确定心脏真正停止跳动的节点上有误。

冠心病是猝死最主要的原因吗

猝死者多有心脏结构异常，心脏病是心性猝死的基础病因。对猝死者尸检发现，在各种结构异常中，冠心病仍是最常见的病因，占 75%；其次为扩张型和肥厚型心肌病，占 10%～15%；瓣膜性心脏病、先天性心脏病、原发性电生理异常等亦可引起心性猝死。

哪些人应该采取猝死的一级预防措施

一级预防的对象是从未发生过心脏骤停的高危人群。预防的重点是潜在的、可能引起猝死的心律失常。目前已知的高危人群包括：

(1) 心肌梗死后人群：心肌梗死幸存者多有心脏射血分数低或复杂室性异位激动，故发生心律失常性或非心律失常性猝死的危险性最高。对此可使用抗心律失常药 β-受体阻滞剂和胺碘酮。许多研究已经证明这 2 种药物具有抗心律失常和抗缺血特性，可降低急性心肌梗死后的总死亡率和猝死发生率。当然做心肌血运重建手术对于预防或减轻缺血对冠心病猝死的发生率显然有积极影响。根据欧洲研究组大规模临床试验资料报道，冠状动脉旁路移植较药物治疗更明显地降低了猝死率和总死亡率。术后随访 4.6 年，药物组猝死发生率为 5.2%，手术组为 1.8%。心肌血运重建有益于保护受损心肌、缩小梗死面积、改善心室重构及电生理活动。对于有条件者可以植入心脏复律除颤器予以预防。

(2) 心肌病患者：在心肌病患者中，扩张型心肌病是最大的高危人群，即使心功能较好的患者也容易突发死亡。

心功能Ⅰ级和Ⅱ级的患者年死亡率为12%～15%，猝死危险度为50%～60%；相比之下，心功能Ⅲ级和Ⅳ级的患者年死亡率为60%，而猝死危险度只有29%～30%。心肌病大多数猝死起因于室性快速性心律失常。多项研究表明，应用血管紧张素转换酶抑制剂和β-受体阻滞剂可提高生存率，后者还可以降低死亡率。卡维地洛、氯沙坦亦可改善心功能。抗心律失常药物胺碘酮也具有降低非缺血性心肌病死亡率的趋势。药物预防扩张型心肌病的猝死的发生有一定效果，但猝死危险度仍为28%～68%。心脏除颤复律器能使心肌病患者在预防中受益。目前，就长期存活率而言，心脏移植仍是最佳选择。

(3) 遗传性心脏病：该类心脏病少见，但猝死率较高，且多发生于年轻患者。例如遗传性长QT综合征、布罗伽德综合征等。

哪些人应该采取猝死的二级预防措施

二级预防是针对既往发生过严重心脏事件会导致猝死的幸存者。预防致命性心律失常或心脏骤停的复发是二级预防猝死的目标。一级预防中抗心律失常药物如β-受体阻滞剂和胺碘酮是常用药物。对这些人更有效、更有针对性的是植入心脏除颤复律器。自1980年首次应用植入式心脏除颤起搏器以来，在世界范围内已植入这种机器20万台以上。在经历了多项重要临床试验之后，最近公布的一项关于该机器的研究结果显示，其对于陈旧性心肌梗死、左心室射血分数(LVEF)＜30%患者具有益作用。在平均20个月的随访期间，常规治疗组死亡率为19.8%，植入机器组为14.2%。为此，美国心脏病学会修改了有关“指南”，并将心脏除颤起搏器列为一级预防措施。当然这种机器价格昂贵，作为一级预防手段并不合适。对于曾经有过心脏停搏史而抢救成功存活者，植入心脏除颤起搏器不失为一种极有效的预防心脏停搏再发的手段。布罗伽德综合征使用该方法也是一种很好的选择。

冠心病是否也会导致心力衰竭

心力衰竭不是一个独立的疾病，是指各种病因致心脏病的严重阶段。慢性充血性心力衰竭发病率高，5 年存活率与恶性肿瘤相似。几十年前，我国导致心力衰竭的主要病因是瓣膜性心脏病，例如二尖瓣狭窄、二尖瓣关闭不全等，近年来，随着疾病谱的变化，冠心病、高血压已经成了慢性以及急性心力衰竭的主要原因。

β-受体阻滞剂能否治疗慢性充血性心力衰竭

β-受体阻滞剂用于治疗慢性充血性心力衰竭颠覆了传统观念，是治疗慢性充血性心力衰竭的又一重要进展。

近 20 年来，人们已经认识到慢性充血性心力衰竭是一种全身性疾病，神经激素的异常过度分泌在本病的发生发展中起着核心作用。充血性心力衰竭是一种以左室功能障碍、神经内分泌系统激活，以及外周血流分布异常为特征的、复杂的临床综合征。其治疗模式已由改善血流动力型向神经体液综合调控型转化。这种新观点是应用 β-受体阻滞剂治疗心力衰竭的理论基础。近几年来多项的大型临床试验均显示，β-受体阻滞剂能缓解症状，提高活动能力，明显改善心力衰竭分级，降低住院率和改善生活质量，延缓心力衰竭进程，降低心力衰竭引起的病死率，延长生存期。关于β-受体阻滞剂防治慢性充血性心力衰竭（CHF）的机制，主要有以下几个观点：

（1）降低心脏氧耗和代谢需要；

（2）逆转儿茶酚胺介导的左室顺应性降低与心血管重塑；

（3）减弱儿茶酚胺对心肌细胞的直接毒性；

（4）纠正衰竭心肌细胞内 Ca^{2+} 的异常转运；

（5）逆转衰竭心肌的β-受体下调；

（6）消除G蛋白介导的信息传递功能紊乱；

（7）恢复已改变的免疫功能；

（8）增加心肌肌原纤维而改善收缩张力；

（9）恢复心肌细胞对儿茶酚胺的贮藏；

（10）抗氧化作用，拮抗循环自身抗体而保护心肌。

近年欧洲、美国及我国的关于治疗心力衰竭的“指南”已明确提出，所有临床稳定的心功能Ⅱ～Ⅳ级患者，左室射血分数＜35%～40%，没有禁忌证或不耐受，都应在使用血管紧张素转换酶抑制剂和利尿剂的基础上尽早应用β-受体阻滞剂。病情不稳定的或NYHAⅣ级的充血性心力衰竭患者，一般不用β-受体阻滞剂；但是在病情稳定时，也可以谨慎应用β-受体阻滞剂。所谓病情稳定，指1周内不需要静脉用药，无液体潴留，且体重恒定。所谓谨慎，指在严密监护下，由专科医师指导应用。

慢性充血性心力衰竭患者哪些情况下不宜使用β-受体阻滞剂

应用β-受体阻滞剂的禁忌证包括：支气管痉挛性疾

病、心动过缓、没有安装起搏器的Ⅱ度或以上房室传导阻滞、急性心力衰竭或难治性心力衰竭、需要静脉应用正性肌力药和因明显液体潴留需强力利尿者均不能应用。

在具体应用时，要注意起始剂量与最终剂量。剂量需从极低剂量开始，如美托洛尔缓释片 12.5 mg，每日 1 次；比索洛尔 1.25 mg，每日 1 次；卡维地洛 3.125 mg，每日 2 次。如患者能耐受前一剂量，可每隔 2～4 周将剂量加倍。如前一较低剂量出现不良反应，可延迟加量直至不良反应消失。最后达到的剂量可参考临床试验所用的最大剂量，如美托洛尔 50 mg，每日 2 次；比索洛尔 5 mg，每日 1 次；卡维地洛 25 mg，每日 2 次。如患者不能耐受靶剂量，亦可用较低剂量，即最大耐受量。β-受体阻滞剂的个体差异很大，因此，治疗宜个体化，以达到最大耐受量。可以以心率快慢判断合适剂量：清醒静息心率不宜小于 55 次/分。临床试验表明高剂量优于低剂量，但低剂量仍能降低病死率，因此如不能耐受高剂量，低剂量仍应维持应用。

如果患者有体液不足，易产生低血压，特别是并用 α-受体阻滞剂更易于发生，一般在首剂或加量的 24～48 小时内容易发生，通常重复用药后可自动消失。为减少低血压的危险，可将血管紧张素转换酶抑制剂或血管扩张剂减量或与 β-受体阻滞剂在每天不同的时间应用。一般情况下，不主张将利尿剂减量，以防引起液体潴留，除非上述措施无效。

在起始治疗 3～5 天后会有液体潴留而表现为体重增加。主要原因是由于药物其降低了肾血流量，从而增加水钠潴留，如不处理，1～2 周后常致心力衰竭恶化。因此，应要求患者每天称体重，如有增加，应立即增加利尿剂用量，直至体重恢复到治疗前水平。

患者如在β-受体阻滞剂用药期间,心力衰竭有轻度或中度加重,首先应调整利尿剂和血管紧张素转换酶抑制剂用量,以达到临床稳定。如病情恶化需静脉用药时,可将β-受体阻滞剂暂时减量或停用,病情稳定后再加量或继续应用。如需静脉应用正性肌力药时,磷酸二酯酶抑制剂较β-受体激动剂更为合适,因后者的作用可被β-受体阻滞剂所拮抗。

心动过缓和房室传导阻滞低剂量β-受体阻滞剂不易发生,但在增量过程中,危险性亦逐渐增加,如心率小于55次/分或出现Ⅱ～Ⅲ度房室传导阻滞,应先停可致心动过缓和房室传导阻滞的其他药物,如果仍存在,将β-受体阻滞剂减量或停用。

另外,该药不能用于急性心力衰竭。在长期较大剂量使用后,如需停药,必须逐渐减量,缓慢停药。如果突然停药,会发生β-受体停药综合征,出现心悸、心动过速、血压升高,严重者会诱发急性心肌梗死。

冠心病心力衰竭患者如何应用洋地黄制剂

洋地黄临床使用已经超过200年,至今还是治疗心力衰竭最常用的药物之一。尽管洋地黄治疗慢性充血性心力衰竭不能延长患者生存年限,但是疗效迅速,改善症状明显,是其他任何药物无法取代的。

洋地黄制剂不多,常用的口服制剂为地高辛,注射制剂为毛花苷C,商品名西地兰。地高辛被推荐应用于改善心力衰竭患者的临床症状,应与利尿剂、血管紧张素转换酶抑制剂或β-受体阻滞剂联合应用。地高辛不能用于窦房阻滞、Ⅱ度或Ⅱ度以上房室传导阻滞未植入永久起搏器保护的患者。同样，如与胺碘酮、β-受体阻滞剂这类能抑制窦房结或房室结功能的药物合用时，宜减少剂量，开始使用时必须严密观察，以取得合适有效的剂量。

急性心力衰竭时也可使用洋地黄制剂，特别在伴有快速心室率的心房颤动时。不推荐地高辛用于无症状的左室收缩功能障碍（心功能Ⅰ级）的治疗，因为治疗这类患者的唯一理由是预防心力衰竭的发展，然而尚无证据表明地高辛对这类患者有益。

洋地黄的不良反应包括多种心律失常，如期前收缩、折返性心律失常和传导阻滞；胃肠道不适，如厌食、恶心和呕吐；神经精神症状，如视觉异常、定向力障碍、昏睡和精神错乱等。患者和家属要注意的是一旦出现上述症状，应该告诉医师，让医师通过分析或者必要的化验去判定是否发生洋地黄中毒。

过去在治疗慢性充血性心力衰竭时，既想早点取得效果，又担心发生洋地黄中毒，医师可以采取快速饱和和缓慢饱和两种给药方法。目前地高辛的用量多采用缓慢饱和法，即每日给予 0.25 mg 地高辛，4～5 个半衰期后即达到治疗量。这种方法简便，容易掌握，通常也不会发生中毒。对于要求要尽快达到治疗效果者，可以在开始用药时增加静脉注射的洋地黄制剂，如毛花苷 C。当然因为洋地黄制剂的产生疗效和中毒之间的治疗窗较窄，在使用两种药物时更要谨慎。

洋地黄制剂在和其他药物联合使用时，用于老年人时，用于肾功能减退的患者时，也要考虑到洋地黄的排泄减慢，剂量可以适当减少。

什么是非洋地黄类的正性变力性药物

由于洋地黄容易发生药物过量而中毒，所以很长时间以来，许多非洋地黄结构而有增强心肌收缩力的药物(即非洋地黄类的正性变力性药物)进入临床，如氨力农、米力农等。令人遗憾的是除洋地黄以外，所有的正性变力性药物虽可能暂时改善患者的血流动力学，但长期使用均显著增加患者的死亡发生率。所以只有在顽固性心力衰竭而无技可施时，可以短期应用这些药物。

如何治疗冠心病并发期前收缩

期前收缩又称早搏，是最常见的心律失常。任何人，只要不是夭折，能够享其天年，在其一生中都会发生期前收缩。例如在中老年后，心肌的纤维组织增多，会产生异位兴奋点，会产生心脏传导中的折返，这些都会引起期前收缩。在饮酒或者兴奋的状态下，也有出现期前收缩的可能。冠心病患者，因为心肌长期缺血，或者发生急性心肌梗死时，心脏短时间内严重缺血，都会给心脏跳动的产生、传导带来障碍，因此出现包括期前收缩在内的心律失常。在治疗期前收缩时，要根据患者的具体情况，分析发生的期前收缩与心肌缺血有关还是无关。如果是与大血管病变有关，在使用抗心律失常药物的同时，也要给予患者扩张冠状动脉血管的药物。

期前收缩怎样分类

一般按起源部位把期前收缩分为窦性、房性、交界性和室性早搏4大类,其中以室性早搏最多见也最重要,房性和交界性早搏次之,窦性早搏极为罕见。按发生频率又可分为偶发早搏和频发早搏,每小时小于10次的早搏称为偶发早搏,每小时大于等于30次的早搏称为频发早搏。按照早搏的形态分为单形性早搏和多形性早搏;根据其起源点的数量分为单源性早搏和多源性早搏。2个早搏连续出现称为成对早搏,3次及3次以上早搏连续出现称为短阵性心动过速,但目前有将多于5次连续出现的室性早搏才称为室性心动过速的趋势。早搏与主导心律的心搏规律成组出现称为"联律",如在一个正常搏动后紧跟一个早搏并规律出现称为二联律,两个正常搏动后一个早搏称为三联律,依次类推四联律、五联律等。

室性早搏是否比房性早搏严重

起源于心房的异位提前心脏搏动,称为房性早搏。起源于心室的异位提前心脏搏动,称为室性早搏。这两种早搏是否有严重与不严重的区别呢?

如果仅仅用"是"或者"不是"来回答未免太简单而不符合客观情况,因为人体的复杂性是不允许简单地用"是"与"否"来回答一个极其复杂的问题的。

期前收缩给人体带来的损害之一是减少了心脏的排血量。心脏的排血量与收缩前心脏的充盈量成正比,在其他条件不变的前提下,充盈量越大,排血量也越多。舒张时间越长,充盈量也越大。发生期前收缩后,舒张时间缩短,就会影响充盈量,结果使排血量减少。室性期前收缩对充盈量多少的影响比房性期前收缩要严重,因此从这个角度而言,室性期前收缩比房性期前收缩对心脏排血量也就是心脏功能的影响要大。但是，人体不是无智能配备的简单机器，人体的代偿功能非常完善。当这一次期前收缩使排血量减少了，随后的收缩却因为间隔较长而增加了排血量，前后两次排血量相加和正常两次收缩的排血量相差无几。而且在通常的条件下，人体的排血潜能远远大于日常的排血需要。所以，不管是室性期前收缩还是房性期前收缩，在发生次数不多的情况下，不会因为心脏排血量减少而出现明显的脑缺血、心缺血的症状。判断某个人的期前收缩是否严重，除了期前收缩的次数以外，最重要的判断期前收缩是否危险严重的依据是，产生期前收缩的原因。一般而言，病因严重，期前收缩的危险性也严重。例如，急性心肌梗死后如果发生期前收缩就很严重，因为这可能是更严重的心律失常，例如室性心动过速、心室颤动的前兆。又如，急性病毒性心肌炎出现的期前收缩就比较严重，因为急性病毒性心肌炎的发展有很险恶的可能。

正常人有没有期前收缩

约 60%正常人 24 小时心电监测可记录到偶发的房性早搏，特别是吸烟、喝浓茶及咖啡或服用某些药物时。同样，室性期前收缩也可以发生在正常人。

有心律失常是否一定有心脏病

心律失常是一种统称，概括的范围很大。有的心律失常，例如偶发早搏，在饮酒或者激动后出现的，即使是比较多的早搏，与心脏病关系不大。引起心律失常的病因很多，其中有心脏本身患病的因素，如风湿性心脏病、冠心病、高血压性心脏病、心肌炎等。也有许多原因并非是心脏本身的疾病，例如各种感染、中毒、高钾血症（或低钾血症）、代谢性酸碱中毒等，也会引起心律失常。有些药物如肾上腺素、麻黄碱等，使用以后也会使人出现心律失常的症状。心脏以外的其他器官在发生功能性或器质性改变时，如甲状腺功能亢进等也会诱发心律失常。一个包括心脏在内的身体各方面都非常健康的人，也会发生心律失常。特别是增龄因素，也就是年龄因素与心律失常的发生、各种早搏发生的频率以及心律失常的种类都有非常密切的关系。有人做过研究，60 岁以上正常老年人的动态心电图检查，心律失常检出率达到 40%左右，而到 80 岁时，无心脏疾病的老年人的心律失常检出率超过 60%。在发生急性心肌梗死时，非老年人心律失常发生率 48.1%，而老年人则为 77.2%。所以，绝对不能把心律失常和心脏病画等号。

治疗心律失常的目的是什么

什么样的心律失常需要治疗，什么样的心律失常不需要治疗，不是一句话两句话可以说清的。为此，首先要明白，为什么要治疗心律失常，也就是说治疗心律失常的目的是什么。治疗心律失常的目的大致有以下几个方面：

（1）预防猝死：心律失常导致的心性猝死是猝死的最常见原因。因此，对医学知识不甚了解的患者由于恐惧猝死，也产生了对心律失常的恐惧感。这里有个认识误区，即是对心律失常概念的误解。心律失常是一个非常广泛的概念，例如偶发早搏、Ⅰ度房室传导阻滞等都是心律失常。如果不是如急性心肌梗死、急性病毒性心肌炎这类可以使心脏的电活动变得极其不稳定而急剧恶化的疾病产生的偶发早搏或者传导阻滞，这类心律失常不可能导致猝死，对人体的血供也基本上没有影响。只有在发生持续性室性心动过速、多形性室性心动过速、Q－T 间期延长的心律不齐等的背景下，抗心律失常治疗对心性猝死可能有一定的预防作用。

（2）改善血液循环状态：心律失常可导致心房和心室收缩程序改变或心房、心室功能失常，导致心功能的降低。前面已经提及，不是所有的心律失常都会减少心脏在一定时间里的排血量以及每次心跳的排血量。心脏排血量影响心功能导致人体功能失调的最容易被伤害的脏器是脑和心脏本身。以脑为例。脑的重量占人体重量的 1/50，而需要的血液量却远远超过这个比率，为心脏排血量的 1/20。由于脑的新陈代谢旺盛、生理功能复杂，所以人脑的血液供应必须十分丰富。由于脑的耗氧量很大，又无能源物质的储备，所以脑对血液供应的依赖性很强。当脑动脉血流中断 1～30 秒钟时，脑细胞就会受到损害，不过尚可恢复；若血流中断 3～5 分钟，则脑细胞就会受到严重损害，较少能恢复正常；如果血流持续中断 30 分钟，那么脑细胞就会发生严重坏死、功能丧失。如果发生快速心律失常，有时就会因为影响了脑供血发生晕厥。

（3）减轻或消除症状：对心律失常感觉的敏感性各人不同。有的人，特别是年轻女性非常敏感。即使是在 1 分钟里只发生了 1～2 次的室性早搏或者房性早搏，也觉得心脏好像要从咽喉里跳出来一样难受，不可忍耐。也有的患者，在体检时发现早搏，动态心电图显示 24 小时有几千甚至上万次早搏，却没有因为有心悸、不适的症状去就诊。对于不严重的心律不齐，除非是患者症状明显因此而影响休息、睡眠、工作和日常生活，否则可以不要治疗。

使用抗心律失常药物治疗应该注意的事项有哪些

抗心律失常的药物治疗大多需要一个比较长时间的治疗过程。因此，患者选择和使用抗心律失常药物时必须十分慎重。

(1) 患者使用抗心律失常药之前，必须慎重考虑该药对患者的危害性及有效性，尤其要考虑药物的危害性，包括毒副作用。只有在医师的严密监测和患者自己的细心观察下服用抗心律失常药物，才能使抗心律失常药物安全、有效地发挥其作用。

(2) 患者要向医师了解所用的抗心律失常药物，当同时服用几种抗心律失常药物有相互作用时，医师应该及时告之所用剂量。

(3) 患者对于自己服用药物要做到心里有数，不仅是平时常规服用的剂量，药物的最大剂量也应向医师询问清楚，切忌擅自加大药物剂量。

(4) 合理选择药物剂型。通常，长期或慢性的心律失常患者，选用口服药大多安全有效；如果患者起病较急，如突发的室性和室上性心动过速，则应尽快选用静脉注射的药物为佳。

(5) 因为药物在老年人体内代谢慢，更容易产生药物的蓄积中毒。因此，老年人服用抗心律失常药物要从小剂量开始，根据患者的情况逐渐增加药量。

(6) 患者在服用抗心律失常药物之前，应及时向医师说明自己有无药物过敏史。

(7) 不要擅自到药店去买药服用。

胺碘酮治疗冠心病伴心律失常的双重得益是什么

胺碘酮(乙胺碘呋酮、可达龙、安律酮)属第Ⅲ类抗心律失常药,可以延长心房和心室肌纤维的动作电位时间和不应期,延长房室结传导时间;能选择性扩张血管平滑肌,增加冠状动脉血流量,减少心肌耗氧量。有片剂和注射剂两种剂型。用于房性、交界性、室性早搏和心动过速、阵发性心房颤动,亦可用于心绞痛。对于冠心病伴心律失常者,其扩张血管作用可以改善心肌缺血,其广谱的有效的抗心律失常作用几乎可以用于治疗所有的心律失常。口服:成人每次0.2 g,每日3次,达到显著疗效后(1～2周),逐渐减量,维持量每次0.2 g,每日1～2次。极量每日1.2 g。小儿每日7.5～15 mg/kg,分3次,维持量3～5 mg/kg,分1～2次。静脉注射或静脉滴注:成人每次5～10 mg/kg静脉注射,或置于5%葡萄糖液中或者生理盐水250 ml中静脉滴注30分钟;小儿每次2.5～5 mg/kg,加入5%葡萄糖液。老人口服参考剂量每次0.1～0.15 g,每日3次,维持量每次0.1 g,每日1～2次。

该药物的不良反应有恶心、呕吐、便秘、头昏、失眠、震颤、光过敏、心电图ST段及T波改变、PR间期延长及QT间期延长,窦性心动过缓,少数有窦性停搏、窦房阻滞及药疹,个别可出现快速室性心律等。长期服用可有角膜微小沉淀、甲状腺功能紊乱、肝功能损害及肺纤维化。禁用或慎用于病态窦房结综合征、严重房室传导阻滞、QT间期明显延长及对碘过敏者,还包括甲状腺功能紊乱者,肝、肺功能不全者,严重心力衰竭者及老人。孕妇慎用,乳母如需使用则不宜哺乳。用药期间需根据情况检查心电图，长期服药者可考虑间歇用药，每周服5天，停2天或在服药1个月内停用7天。服药1年内每3个月胸部X线检查，每6个月检查肝功能及甲状腺功能1次，最初6个月内宜进行眼科裂隙灯检查。该药能提高地高辛、奎尼丁、阿普林定（安搏律定）和普鲁卡因胺的血药浓度，能增加钙离子拮抗药及β-受体阻滞药对窦房结、房室结及心肌收缩力的抑制作用。如与单胺氧化酶抑制剂同用，使本品代谢减低，因此需减少剂量。

抗心律失常药物是把“双刃剑”吗

常有患者问医师，吃抗心律失常的药物有没有不良反应呀？长期吃会不会有什么问题呀？其实，所有的抗心律失常药均有潜在的致心律失常作用，抗心律失常药作用越强，致心律失常的可能性也越大，其发生率为5%～10%；另外，一些抗心律失常药物可引起患者心率减慢、恶心、呕吐、胃部不适、皮疹、头晕、腹泻、视觉和听觉障碍、血小板减少、眩晕、意识模糊等症状。但并不是所有服药的患者都会出现药物的不良反应，而且发生不良反应的程度也轻重不同。一般来说，医师给药的时候会考虑到药物的不良反应，也会告诉患者可能出现的不良反应，所以，作为患者大可不必因为抗心律失常药物的不良反应而拒绝服药。如果医师在给你开药的时候没有告诉你，你可以向其咨询，或在服用药物之前详细阅读药物说明书，充分了解药物的不良反应。一定要按照医嘱用药，一旦药物的不良反应出现，应及时就诊，若情况严重应立即减药，甚至停药。

室性早搏有没有非药物治疗方法

射频消融术主要用于包括心房纤颤在内的室上性心动过速的治疗，也可以用于特发性室性心动过速的治疗，并且取得一定经验；治疗室性早搏还在初步研究中。目前仅适用于下列情况：单形性室性早搏伴有肯定与之相关的明显症状；至少使用过 3 种抗心律失常药物未能成功或者不能耐受；不伴有其他类型的心律失常；无器质性心脏病或晚期全身性疾病。

近年也有使用除颤起搏器治疗室性早搏的研究，治疗对象为非持续性室性心动过速，射血分数低于 35%，并可诱发持续性室性心动过速；持续性室性心动过速发生时，静注普鲁卡因无效。结果证实，这些患者植入除颤起搏器效果十分明显地优于药物治疗。但是除颤起搏器价格昂贵，在目前情况下，还是应该只限于有心室颤动可能或者曾经有心室颤动发生而防止再次发作者。

冠心病会是否出现心脏扩大

时常有一些老年患者发现心脏扩大，特别是冠心病患者。冠心病患者为什么会发生心脏扩大？

心肌长期处于缺血状态，部分心肌会发生坏死而由结缔组织取代。没有弹性的结缔组织在心脏反反复复的收缩扩张过程中，就会膨隆外展，使心脏的轮廓扩大。除非是有明确的心肌梗死病史，心绞痛病史，即便是无症状却是客观检查有明显的冠状动脉供血不足的证据，否则一个老年人的心脏扩大是老年性改变还是冠心病表现，有时很难鉴别。

因为老年人的心肌在冠状动脉供血正常的情况下，结缔组织也会增加，也有可能发生心脏外形的扩大。

如何诊断心脏扩大

心电图、X线摄片及彩色多普勒超声均有诊断价值，尤其是后者能对心脏病的病因作出一定的分析，因此也有助于鉴别诊断。除了冠心病之外，还有先天性心脏病、风湿性心瓣膜病、原发性高血压病、肺源性心脏病、感染性心脏病、心动过速性心肌病、内分泌性心脏病、贫血性心脏病、多发性大动脉炎、心肌病等，也会使心脏的一部分或者很大部分发生扩大。

心电图根据电压的高低判断有无心脏扩大，显然会受到许多因素的干扰而影响诊断准确性。例如，胸壁肌肉薄会使记录的电压增高。X线摄片是从心影的大小判断心脏有无扩大，反映的是心脏的外廓，不能诊断心腔的大小。各种心脏超声技术可用于诊断心腔的大小，并且可以诊断心脏的排血量从而对心功能予以定量诊断。

冠心病是否会发生心脏破裂

心脏破裂多由尖刀锐器、子弹、弹片等穿透胸壁伤及心脏所致，少数则由于暴力撞击前胸引起心脏破裂。发生急性心肌梗死时，如果六七小时以上心脏供血还未缓解时，由于梗死区中心粒细胞浸润而使心肌软化，在血流冲击下，也可以出现心脏破裂，是心肌梗死的重要并发症之一。以右心室破裂最常见，其次为左心室和右心房，左心房、心包内大血管破裂则少见。也有发生在室间隔，导致左右心室贯穿。

急性心肌梗死时心脏破裂的临床表现是什么

以左右心室的游离缘破裂为例描述心脏破裂后的症状。此时，心脏出血外溢，心包裂口保持开放畅通者，血液将从前胸伤口涌出或流入胸膜腔。临床上出现低血容量征象：如面色苍白、呼吸浅弱、脉搏细速、血压下降等，患者可快速陷入休克，因大出血死亡。伤者呈现休克，诉胸痛，呼吸急促，心率快，心音弱，脉率快，脉量小，血压低，颈静脉怒张，静脉压升高。根据创伤病史及上述体征应立即进行紧急治疗。心包腔穿刺抽出新鲜血液虽可明确诊断，暂时缓解心脏压塞症状，但有 25%～40%的伤员因血块堵塞，穿刺未能抽得血液。穿刺还可能引起冠状动脉分支受损伤。心脏破裂的伤员送到医院后，仅应用多次心包穿刺术治疗血心包，死亡率高达 60%以上，而在心包穿刺明确诊断后立即施行剖胸术，修补心脏裂口则死亡率可降到 20%以下。手术期中应补足血容量，纠治休克。心脏破裂并发大量血胸者则对心脏的压迫较轻，可先引流胸膜腔，同时补足血容量；如持续出血，胸膜腔引流量多，则尽早施行剖胸术。

哪些患者容易发生心脏破裂

心脏破裂常发生于高龄女性，女性发生率是男性的 4 倍。多发生于 60 岁以上的老年患者，国外文献报道多数发生于 70～80 岁以上的老年患者，可能与老年心室壁心肌较薄和脆性增加有关。在急性心肌梗死的急性期，血压持续上升至 150 /90 mmHg 以上易于破裂，其心脏破裂的发生率是血压正常者的 3 倍。破裂常发生于初次急性透壁性心肌梗死。患者既往无明显的心绞痛史和心力衰竭史。因冠状动脉突然血栓形成或严重冠状动脉痉挛，又无足够的侧支循环，常导致贯通性透壁心肌梗死。这种初次心肌梗死者，平素无心肌缺血、无陈旧瘢痕组织作为支架，而非梗死区心肌收缩功能又较好，当周围心肌收缩时，对坏死区心肌起着切割作用，故易破裂。心脏破裂几乎不发生于有较好的侧支循环的心肌。因侧支循环对心外膜下心肌起了保护作用，即使冠状动脉发生急性堵塞导致急性心肌梗死，但可能限于心内膜下心肌，或出现异常 Q 波，R 波仅变小而不消失。由于保护了心外膜下心肌，使心脏形态不向外扩张，防止了心脏破裂。

中医治疗

冠心病的中医分型有哪些

目前冠心病中医分型还未有全国统一标准，常用的分型有：心血瘀阻证、气滞心胸证、痰浊闭阻证、寒凝心脉证、气阴两虚证、心肾阴虚证、心肾阳虚证。

(1) 心血瘀阻证：心脉的正常运行与心气充沛、血液充盈、脉道通利三者有关。若因久病体虚，思虑劳心过度，或痰湿内阻，或失血过多等，使脉不充盈，心之阳气不足以推动血液运行，则容易导致瘀血内阻、气机阻滞，而使心脉受阻出现心血瘀阻证。该证常因劳累、感受寒邪，或情志变化而诱发、加重。患者可有心胸憋闷疼痛，痛引肩背，并可循手少阴心经向左上肢放射，口、唇、爪甲青紫，舌质暗红，或有瘀点、瘀斑，脉涩或结代等症状。轻者仅觉心胸疼痛，憋闷或隐痛不适，痛区固定，时发时休。重者可突然发作，痛如刀割，悸惕不安，面色青白，唇暗肢冷，自汗，疼痛沿左上肢内侧后缘之手少阴经脉循行路线放射，舌色紫暗或有瘀斑，脉沉微欲绝，或细涩结代等。

(2) 气滞心胸证：气滞多由脏腑、经络之气阻滞不畅；也可因饮食邪气，或七情郁结，或体弱气虚不运所致。气滞于不同脏腑则出现不同症状。气滞于心胸则有胸闷喜叹息，咽部如有异物梗阻，性格内向，忧郁寡欢。中医学认为："气为血之帅，血为气之母"故气血之间有着密切的联系，气虚则不能统血，故气滞过甚则致血瘀。血瘀则症见：口唇爪甲紫暗，皮肤青紫斑或粗糙，局部刺痛或绞痛固定不移。辨证时可根据两者轻重程度治疗：偏于气滞，则应以补气、行气为主，兼以补血；偏于血瘀，则应以补血，活血为主，兼以补气。常见方剂有柴胡疏肝散、逍遥丸等。

(3) 痰浊闭阻证：饮食不当、恣食肥甘厚味或经常饱餐过度，日久损伤脾胃，运化失司，酿湿生痰，上犯心胸，清阳不展，气机不畅，心脉痹阻，遂成本病；或痰郁化火，火热又可炼液为痰，灼血为瘀，痰瘀交阻，痹阻心脉而成心痛。情志失调，忧思伤脾，脾虚气结，运化失司，津液不行输布，聚而为痰，痰阻气机，气血运行不畅，心脉痹阻，发为胸痹心痛。或郁怒伤肝，肝郁气滞，郁久化火，灼津成痰，气滞痰浊，痹阻心脉，而成胸痹心痛。

治疗方药：瓜蒌薤白半夏汤加味。以瓜蒌、薤白化痰通阳，行气止痛；半夏理气化痰。常加枳实、陈皮行气滞，破痰结；加石菖蒲化浊开窍；加桂枝温阳化气通脉；加干姜、细辛温阳化饮，散寒止痛。全方加味后共奏通阳化饮，泄浊化痰，散结止痛功效。若患者痰黏稠，色黄，大便干，苔黄腻，脉滑数，为痰浊郁而化热之象，用黄连温胆汤清热化痰，因痰阻气机，可引起气滞血瘀。另外，痰热与瘀血往往互结为患，故要考虑到血脉滞涩的可能，常配伍郁金、川芎理气活血，化瘀通脉。若痰浊闭塞心脉，卒然剧痛，可用苏合香丸芳香温通止痛；痰热闭塞心脉者用猴枣散，清热化痰，开窍镇惊止痛。

(4) 寒凝心脉证：寒邪侵袭机体，阳气被遏，或阴盛阳虚，机体功能活动衰减所表现的证候。多有外感寒邪，内伤久病，耗伤阳气，阴寒偏盛所致。其主要临床表现有恶寒重，或畏寒喜暖，口淡不渴，面色苍白，肢冷蜷卧，小便清长，大便稀溏，无汗，头身或胸腹疼痛，舌淡苔白而润滑，脉弦紧等。可采用温热的方剂祛除寒邪，有温中祛寒、温经散寒、回阳救逆等。

(5) 气阴两虚证：气是人体内不断运动着具有很强活力的精微物质，是构成人体和维持人体生命活动的最基本物质。就肺腑经络而言，气是构成各脏腑、经络和维持其生理活动的最基本的物质，也是其活动的概括。元气不足，阴津亏损，血行瘀滞是导致气阴两虚的主要原因。以神疲乏力，气短懒言，咽干口燥，烦渴欲饮，午后颧红，小便短少，大便干结，舌体瘦薄，苔少而干，脉虚数等为常见的证候。

(6) 心肾阴虚证：情志所伤，化源不足，阴精亏虚，水不济火，虚热内灼，心失所养，血脉不畅是心肾阴虚证的主要原因。临床表现有：情绪不宁、心悸、健忘、失眠、多梦、五心烦热、盗汗、口咽干燥；舌脉：舌红少津，脉细数。治宜滋养心肾。方用天王补心丹合六味地黄丸。前方滋阴补血，养心安神，后方滋补肾阴，合用适宜于心肾阴虚证。常用药：地黄、淮山药、山茱萸、天冬、麦冬、玄参滋心肾；人参、茯苓、五味子、当归益气养血；柏子仁、酸枣仁、远志、丹参养心安神；丹皮凉血清热。

（7）心肾阳虚证：由于心肾阳气虚衰，温运无力，致血行瘀滞，水湿内停所表现的虚寒证候。多由久病不愈，或劳倦内伤所致。临床表现有畏寒肢冷，心悸怔忡，小便不利，肢体浮肿，或唇甲青紫，舌淡暗或青紫，苔白滑，脉沉微细。本证以心肾阳气虚衰，全身功能活动低下为辨证要点。肾阳为一身阳气之根本，心阳为气血运行、津液流注的动力，故心肾阳虚则常表现为阴寒内盛，全身功能极度降低，血行瘀滞，水气内停等病变。阳气衰微，心失濡养，心悸怔忡，不能温煦肌肤，则畏寒肢冷。三焦决渎不利，膀胱气化失司，则见小便不利，水液停聚，泛溢肌肤，故肢体浮肿。阳虚运血无力，血行瘀滞，可见口唇爪甲青紫。舌淡暗或青紫，苔白滑，脉沉微细，皆为心肾阳气衰微，阴寒内盛，血行瘀滞，水气内盛之证。

中医治疗冠心病的方法有哪些

尽管中医的冠心病分型较多，但是这些分型的病理机制有的存在交叉，临床症状有的存在相似之处。根据这 7 大分型中的主要病理改变，目前中药治疗冠心病的方法主要有 3 种，即活血化瘀、芳香温通和祛痰通络。

1. 活血化瘀法

活血化瘀即疏通血脉，祛除血瘀。常用药物可分为养血活血药，如丹参、当归、赤芍等；活血祛瘀药，如川芎、红花、蒲黄等；祛瘀止痛药，如乳香、没药、延胡索等；破血散结药，如三棱、莪术、桃仁等。血瘀证是一个与血液循环有关的病理过程，它与血液循环障碍有密切的关系，主要表现在以下几个方面：

（1）血液流变学异常：血瘀证的临床表现各异，涉及病种很多，但一般均有血液“浓、黏、凝、聚”的倾向。浓，指血液的浓度增高，表现为红细胞比积（压积）增加，血浆蛋白、血脂等浓度增高等。黏，指血液黏稠，表现为全血和血浆比黏度增加。凝，指血液的凝固性增加，表现为血浆纤维蛋白原增加，凝血速度加快。聚，指血细胞聚集性增加，表现为红细胞和血小板在血浆中电泳缓慢，血小板对各种因素（如二磷酸腺苷等）诱导的凝集性增高，红细胞沉降率加快等。由于上述种种变化，故血瘀患者血液运行不畅，易致血栓形成、血管栓塞。

（2）微循环障碍：微循环一般是指微动脉与微静脉间的微血管血液循环。中医学早有“久病入络为血瘀”的理论，现代研究表明，血瘀患者一般均有微循环障碍的表现，如微血流缓慢和瘀滞，甚至血管内凝血，微血管变形（管襻扭曲、畸形、顶端扩张等）：微血管周围渗血和出血；微血管缩窄或闭塞等。

（3）血流动力学异常：血瘀患者大多出现血流动力学变化，表现为某个器官或部位的循环障碍，血管狭窄或闭塞，血流量降低，如冠心病患者冠状动脉循环障碍；血栓闭塞性脉管炎的血瘀患者肢体循环障碍；缺血性中风的血瘀患者脑循环障碍；慢性肝炎的血瘀患者肝循环障碍。有些血瘀患者还表现心功能异常，如冠心病、红斑狼疮、视网膜中央动静脉栓塞等的血瘀患者都有心脏功能下降，心搏出量减少等异常。

冠心病心绞痛和急性心肌梗死具有典型的血瘀症状，大致包含在“真心痛”、“胸痹”、“厥心痛”等范畴中。活血化瘀药治疗冠心病具有良好疗效。已证明许多活血化瘀药有增加冠状动脉血流量，改善心肌供血供氧的作用，如川芎、丹参、毛冬青、红花、益母草、当归、赤芍、延胡索等。

2. 芳香温通法

芳香温通法适用于寒凝血脉、心络痹阻之冠心病心绞痛患者。古人认为，经脉流行不止，环周不休，当寒气入经而使血脉流动缓慢，结果在血管里的血液减少，瘀滞在血管之外而导致人体功能受损，出现疼痛等症状。这种观点与现代医学认为心绞痛与血黏度增高、血流淤积相符。只不过中医认为这种淤积与"寒"有关。由于寒凝心脉所致，在治疗上用"温"疏通，用"香"开窍。人体的气血在经脉中流行，遇寒则凝滞，遇热则流通。芳香温通之剂可以温经散寒，芳香透窍，故有迅速温寒止痛之作用。代表方药有麝香保心丸、苏冰滴丸、速效救心丸等。这些方剂的主要成分有麝香、蟾酥、人参提取物、苏合香、牛黄、肉桂、冰片等。

3. 祛痰通络法

痰是水液代谢障碍而形成的病理产物。因痰聚集于经络、组织之中，痰浊瘀阻，则出现心绞痛、急性心肌梗死之类症状。中医辨证的临床特点为体胖胸闷、恶心眩晕、苔黄腻、脉滑数。祛痰通络以化痰逐瘀为原则，可用温胆汤合瓜蒌薤白汤加味治疗。代表成药有通心络胶囊，通心络胶囊选用益气与虫类通络药物为主，是治疗冠心病心绞痛的中药新制剂。该药在古代医家运用络病理论治疗久痛证取得良好疗效的基础上，提出冠心病心绞痛心气虚乏，络脉瘀阻，绌急而痛的病机新认识，制定了益气活血、通络止痛的治疗方法，选用人参、水蛭、全蝎、土鳖虫、蜈蚣、蝉蜕、赤芍、冰片等 12 味益气及虫类通络药。

近年来又出现把活血化瘀、芳香温通和祛痰通络 3 种治疗方法联合在一起的中成药麝香通心滴丸。该药主要成分为人工麝香、人参茎叶总皂苷、蟾酥、丹参、人工牛黄、熊胆粉、冰片。芳香益气通脉，活血化瘀止痛，祛痰通络缓解症状，用于冠心病稳定型劳累性心绞痛。中医辨证气虚血瘀证，症见胸痛胸闷，心悸气短，神倦乏力。

冠心病患者的生活保健

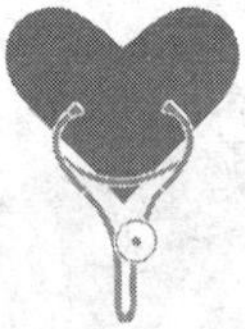

姓名 Name ____________ 性别 Sex ____ 年龄 Age ________

住址 Address ____

电话 Tel ____

住院号 Hospitalization Number ____________________________

X 光号 X-ray Number ____________________________________

CT 或 MRI 号 CT or MRI Number ____________________________

药物过敏史 History of Drug Allergy _______________________

什么是营养物质

为了维持人体的种种生命活动，需要从食物中摄取、吸收有用的物质。这些有用的物质即营养。人体需要的营养素有：蛋白质、脂肪、糖类（碳水化合物）、维生素、矿物质、水和纤维素等7个大类。

（1）蛋白质：占人体体重的20%。蛋白质是制造肌肉、血液、皮肤和各种身体器官的主要原料，促进生长发育，帮助身体制造新组织以替代坏掉的组织。蛋白质还可为免疫系统制造对抗细菌和感染的抗体，增强抵抗力。人体内各种代谢所需要的酶也都是蛋白质，因此蛋白质除了本身可以提供能量外，酶的作用可以催化生物化学反应，有助于将食物转化为能量，有助于各种新陈代谢的完成。蛋白质还是人体内唯一的调节体内水分平衡的胶体物质，对于维持体液平衡有着决定性作用。

动植物都是蛋白质的来源。谷物、豆类及多叶植物所含的蛋白叫植物蛋白，植物蛋白缺乏必需氨基酸。鱼、肉、蛋、奶中的蛋白是优质蛋白，因为包含所有必需氨基酸。

（2）脂肪：脂肪也是身体组织的重要成分，细胞中的原生质和细胞膜均含有脂肪化合物。脂肪还是主要供给热量的原料，食物中的脂类95%以上是三酰甘油，此外还有胆固醇脂和磷脂。

（3）糖类（碳水化合物）：糖类（碳水化合物）是由碳、氢和氧3种元素组成，由于它所含的氢氧比例为2：1，和水一样，故称为碳水化合物，也就是糖类。它是为人体提供热能的3种主要的营养素（即蛋白质、脂肪和糖）中最廉价的能量提供物质。糖类化合物是绝大多数生物体维持生命活动所需能量的主要来源。

(4) 维生素：维生素是一类低分子有机化合物，在体内含量很少。它既不是构成身体的原料，也不是供应能量的物质，但它却是维持人体新陈代谢的生理功能不可缺少的一种营养素。人体中的维生素有30多种，分为脂溶性维生素，如维生素A、维生素D、维生素E、维生素K等；水溶性维生素，如维生素B_1、维生素B_2、维生素B_6、维生素B_{12}、维生素C等。要想使体内维生素和各种矿物质的功能得到正常发挥，就必须确保各类维生素得到均衡摄取。

(5) 矿物质：矿物质指无机盐等，亦是构成人体的重要成分，约占人体体重的5%。主要有钠、钙、钾、镁、磷等常量元素以及微量元素铁、锌、硒等。矿物质多为辅酶的组成成分，在机体发挥正常功能，产生能量、生长、创伤愈合等有重要作用。矿物质能维持体液的正常成分，保持神经系统的正常功能，调节肌肉系统、心血管系统的功能，维持骨和血液的形成。

(6) 水：水是构成一切生物体的基本成分。不论是动物还是植物，均以水维持最基本的生命活动。水是生命的基础。水是人体内含量最多的成分，体液占人体重70%左右，是维持正常生理功能所必需。只要失掉15%的水，生命就有危险。水在人体的生理作用主要有：帮助消化、排泄废物、润滑关节、平衡体温、维持细胞形态和组成淋巴和血液的主要成分。正常人每天从饮食和饮水中摄取的水分，成年人大约为2 500 ml，摄入水量的多少一般应与人体每日排出水量平衡。

(7) 纤维素：人体营养中的纤维素指食物纤维素，包括粗纤维、半粗纤维和木质素。纤维素的作用：① 有助于肠内大肠埃希菌合成多种维生素；② 纤维素比重小，体积大，在胃肠中占据空间较大，使人有饱食感，有利于减肥；③ 纤维素体积大，进食后可刺激胃肠道，使消化液分泌增多和胃肠道蠕动增强，可防治糖尿病的便秘；④ 高纤维饮食可通过胃排空延缓、肠转运时间改变、可溶性纤维在肠内形成凝胶等作用而使糖的吸收减慢。亦可通过减少肠激素，如抑胃肽或胰升糖素分泌，减少对胰岛 B 细胞的刺激，减少胰岛素释放与增高周围胰岛素受体敏感性，使葡萄糖代谢加强；⑤ 近年研究证明高纤维饮食使 1 型糖尿病患者单核细胞上胰岛素受体结合增加，从而节省胰岛素的需要量。由此可见，糖尿病患者进食高纤维素饮食，不仅可改善高血糖，减少胰岛素和口服降糖药物的应用剂量，并且有利于减肥，还可防治便秘。

每日钠盐摄入量多少为宜

人体与钠的关系主要在与钠盐的关系。钠盐就是氯化钠，也就是日常烹调做菜用的食盐。人离不开食盐，如果没有盐人体便不能维持正常状态。按重量计算，食盐中 39% 是钠，61%是氯。氯化钠在人体内形成一种溶液后，就分解成为钠离子和氯离子，分别发挥着不同的作用。钠离子能维持人体全身血液容量和细胞渗透压，以及神经与肌肉的正常兴奋和应激性；能激活人体肌肉收缩等多种功能。氯离子则可帮助调节人体的酸碱平衡，生产胃酸和激活淀粉酶，这对于生命是极为重要的。食盐是"百味之母"，任何美味佳肴山珍海味，如果食盐添加过多或者过少都会显著影响这份菜的口味。盐少者，寡淡无味；盐重者，无法入口。从健康角度而言，宜淡不宜重。世界卫生组织建议，每日摄入食盐量以 3~6 g 为宜，对于妇女儿童更应该严格控制。

若低于此量，则可导致体内低钠和低氯。当体内低钠时，其正常的生理功能难以维持，表现出全身无力；而体内低氯时，则会导致人体低氯性碱中毒。若高于此量，就会加重肾和血管的负担，引起肾病加重和高血压病以及其他疾病。特别是高血压的发生发展，在我国与食盐摄入量过高有密切关系。我国目前每人每日食盐的摄入量平均在 8～10 g 左右。我国南方人口味较轻，而北方人口味重，日均食盐量在 15 g 左右，但口味更重的要数西藏的某些地区，日均食盐量在 20 g 左右。凡是摄盐量高的地区，高血压的患病率就高；反之，则低。要有效控制高血压，显然降低食盐摄入量是个重要的措施。

为什么健康的生活方式对防治冠心病极其重要

世界卫生组织(WHO)曾向世界宣布，个人的健康和寿命 60%取决于自己，15%取决于遗传，10%取决于社会因素，8%取决于医疗条件，7%取决于气候影响；而在取决于个人的因素中，生活方式是主要因素。良好的生活方式可以促进人体的健康，反之，则会危害人体的健康。冠心病是一种慢性病，从病变开始到症状出现需要几十年的过程。因此，生活方式与冠心病的关系更为密切。可以这样说，不健康的生活方式比高血压、高血脂和高血糖的危害更大。我国学者研究了 4 类因素在死因中的构成比例，结果是：生活方式和行为因素占 48.9%；环境因素占 17.6%；生物因素占 23.2%；保健服务因素占 10.3%。因此，树立文明、健康、科学的生活方式，克服和消除不良的生活方式是十分必要的。

什么是健康的生活方式

2000 年世界卫生组织提出了“合理膳食、戒烟限酒、心理平衡、体育锻炼”的健康促进新准则。我国卫生部门参照国外经验，汇集我国大多数保健专家学者的意见，结合我国的特色，总结出了我们应该推行的健康生活方式，就是要做到“八项注意”：合理膳食、规律起居、保证睡眠、劳逸结合、性爱和谐、戒烟限酒、适量运动、心理平衡。

（1）合理膳食：我国国土面积辽阔，南北纬度温差相距甚大，即便是同一纬度地区，东西的海拔也有几千米高度不同，所带来的差异即是各地的食物原料各有特点。加上民族众多，56 个民族的饮食习惯非常悬殊。所以，要列出一个适合所有中国人的食谱是不可能的，但是作为合理饮食的原则还是存在，即以平衡为主。把人对营养素的要求分为 5 个层次，就像一个 5 层宝塔。宝塔各层位置和面积不同，这在一定程度上反映出各类食物在膳食中的地位和应占的比重。谷类食物位居底层，每人每天应该吃 300～500 g；蔬菜和水果占据第二层，每天应吃蔬菜 400～500 g 和水果 100～200 g；鱼、禽、肉、蛋等动物性食物位于第三层，每天应该吃 125～200 g，其中鱼虾类 50 g，畜、禽肉50～100 g，蛋类 25～50 g；奶类和豆类食物合占第四层，每天应吃奶类及奶制品 100 g 和豆类及豆制品 50 g。第五层塔尖是油脂类，每天不超过 25 g。各类食物的摄入量一般是指食物的生重。各类食物的组成是根据全国营养调查中居民膳食的实际情况计算的，所以每一类食物的重量不是指某一种具体食物的重量。

（2）规律起居保证睡眠：规律起居的目的之一是保证

睡眠。导致睡眠质量差或失眠的原因有很多，如丧偶、离婚、失恋等感情创伤，或因出差、躯体疼痛等。此外，一些睡前不良习惯也易造成失眠，如晚上临睡前锻炼身体、午夜进行强烈的脑力活动、长期使用药物、睡觉前喝大量的咖啡、茶或抽烟。长期熬夜、失眠对健康会产生严重后果。睡眠不足会影响大脑思维，降低工作效率；睡眠不足会影响青少年正常发育，导致矮小、体弱；睡眠不足导致黑眼圈、眼袋、皮肤干燥，使人容易苍老。最重要的是睡眠不足，会使人心情忧虑焦急，免疫力降低，由此会导致种种疾病发生，如神经衰弱、感冒、胃肠疾病、癌症、心脏病等。有规律地就寝和起床，减少卧床时间，尤其不要在床上阅读或看电视，睡前不要喝咖啡、茶或抽烟等，都可以预防失眠的发生和治疗失眠。此外，要有睡意时才上床睡觉，如果上床 20 分钟还不能入睡，可到另一光线暗的房间看看报纸、听听音乐，有了睡意再上床睡觉。无论夜间睡眠好坏，每天早上都要按时起床。如果连续 2 周以上无法入睡，应及时找专业医师接受指导治疗。适当服用安眠药也是治疗失眠的一个有效方法。

(3) 劳逸结合："文武之道，一张一弛"，几千年前的古人就知道"紧张"和"松弛"这一对矛盾的辩证关系。不管是身体还是身心，利用要适当，休息有必要。身体各个器官需要有修复的时间，才能正常运转。如果只劳不逸或者只逸不劳，都会影响人体的健康。

(4) 性爱和谐：性爱对于人自身的健康非常重要。正常的人都有七情六欲，都有性的需要。如果克制这种正常的欲望，内分泌容易出现失调。合适的性爱能促进家庭和睦，稳定社会，有助于身心健康，因此对防治冠心病必然有一定益处。考虑到患有冠心病者一般年龄较大，性爱也是一种运动，因此冠心病患者做爱一定要从运动的角度来确定适度。只要第二天不疲劳，每周几次根据各人的具体情况而定。以中国人的习惯而言，20～30岁，3～4次；30～40岁，2～3次；40～50岁，1～2次；50岁以上，特别是有冠心病者应该减少次数。切记，做爱时如有心绞痛发作，应该禁欲一段时间，直到无心绞痛发作才可适当做爱。

(5) 戒烟限酒：吸烟是冠心病的重要危险因素，是少数最可避免的增加冠心病发病率、死亡率的原因之一。冠心病与吸烟之间有明显的用量-反应关系。在吸烟的房间里，尤其是冬天门窗紧闭的环境里，室内不仅充满了人体呼出的二氧化碳，还有吸烟者呼出的一氧化碳，会使人感到头痛、倦怠、工作效率下降。更为严重的是在吸烟者吐出来的冷烟雾中，烟焦油和烟碱的含量比吸烟者吸入的热烟含量多1倍，苯并芘多2倍，一氧化碳多4倍，氨多50倍。结果使被动吸烟者比主动吸烟者的损害更为严重。烟草的烟雾中至少含有3种对人体有危险的化学物质：焦油、尼古丁和一氧化碳。焦油是由好几种物质混合成的物质，在肺中会浓缩成一种黏性物质。尼古丁是一种会使人成瘾的药物，由肺部吸收，主要是对神经系统产生影响。一氧化碳能减低红细胞将氧输送到全身的能力。一个每天吸15～20支香烟的人，其易患肺癌、口腔癌或喉癌致死的概率，要比不吸烟的人大14倍；其易患食管癌致死的概率比不吸烟的人大4倍；死于膀胱癌的概率要大2倍；死于心脏病的概率也要大2倍。吸香烟是导致慢性支气管炎和肺气肿的主要原因，而慢性肺部疾病本身，也增加了得肺炎及心脏病的危险，并且吸烟也增加了高血压的危险。

饮酒必须限量。乙醇(酒精)对心血管起到何种作用与饮用量多少有关。适量饮用葡萄酒、黄酒，则可以扩张血管，降低血压，增加血液流速，有助于防止血管内斑块形成。过多饮酒，尤其是酗酒，尽管也会扩张血管，但是增快心率，增加心肌的收缩，其净效应会使血压升高，心肌耗氧量增加，严重者会诱发急性心肌梗死。

(6) 适量运动：在很长一段时间里，“生命在于运动”成了真理，成了众多男女老少的座右铭。其实不讲个人条件，盲目大消耗量的运动对健康没有益处，过度运动反而会伤害身体。从锻炼身体意义上看，要达到使身体各部分能获得最大氧气量的状态，只需经 20～40 分钟的室内运动即可，每周 3～4 次也就足够了。所以应该说，“生命在于适当的运动”。科学证明，适当运动可以从多方面有利于健康：可延缓随年龄增长而带来的生理和功能衰退；持之以恒可加速体内脂肪、糖、蛋白质的分解，提高心肺功能；降低周身循环阻力，减轻心脏负担，可有效地预防心血管病；增强免疫功能，以抵抗病毒、细菌的感染，并有抑制体内突发癌细胞的作用。

(7) 心理平衡减轻压力：工作是体现人生价值的途径，工作也是谋生的手段。但是过于劳累的工作，承受过于沉重的心理压力，会诱发以心脑血管疾病为主的众多危害健康的疾患，甚至会导致猝死。工作的目的是为了得到维持生命的物质，以及创造实现生命价值的成果。如果因为工作毁掉生命，这样的工作还有什么意思呢？工作压力是心脏病发生、发作的“间接杀手”。经常处于高压工作导致心理失衡的人，患冠心病的风险也明显增加。工作压力破坏了人体原有的生物学机制，通过影响人的神经系统与激素分泌进而引发患心脏病风险。研究还发现，高标准或高要求的工作还容易诱发吸烟、食欲下降与身体机能减退等现象，这些都是引发心脏病的风险因素。压力越大，承受压力的时间越长，冠心病发病的风险越明显。调节心理，减轻压力，可以明显降低冠心病发生率，以及减轻已有冠心病患者的病情发展的速度，有助于恢复健康。

挂号费丛书·升级版

总　书　目

1. 专家诊治糖尿病并发症（内　科）
2. 专家诊治痛风（内　科）
3. 专家诊治血脂异常（内　科）
4. 专家诊治过敏性疾病（内　科）
5. 专家诊治失眠症（内　科）
6. 专家指导高血压治疗用药（内　科）
7. 专家诊治冠心病（心内科）
8. 专家诊治高血压病（心内科）
9. 专家诊治心肌梗死（心内科）
10. 专家诊治心律失常（心内科）
11. 专家诊治心脏疾病（心胸外科）
12. 专家诊治血管疾病（心胸外科）
13. 专家诊治消化性溃疡（消化科）
14. 专家诊治慢性胃炎（消化科）
15. 专家诊治胃病（消化科）
16. 专家诊治肠道疾病（消化科）
17. 专家诊治脂肪肝（消化科）
18. 专家诊治肝病（消化科）
19. 专家诊治胆囊炎与胆石症（消化科）
20. 专家诊治胰腺疾病（消化科）
21. 专家诊治肥胖症（内分泌科）
22. 专家诊治甲状腺疾病（内分泌科）
23. 专家诊治甲状腺功能亢进症（内分泌科）
24. 专家诊治糖尿病（内分泌科）
25. 专家诊治更年期综合征（内分泌科）
26. 专家诊治支气管炎（呼吸科）
27. 专家诊治支气管哮喘（呼吸科）
28. 专家诊治肺炎（呼吸科）
29. 专家诊治肺病（呼吸科）
30. 专家诊治肺结核病（呼吸科）
31. 专家诊治打呼噜与睡眠呼吸障碍（呼吸科）
32. 专家诊治中风（神经科）
33. 专家诊治老年期痴呆（神经科）
34. 专家诊治癫痫（神经科）
35. 专家诊治帕金森病（神经科）
36. 专家诊治头痛（神经科）

37. 专家诊治眩晕症（神经科）

38. 专家诊治肾脏疾病（肾内科）

39. 专家诊治肾衰竭尿毒症（肾内科）

40. 专家诊治贫血（血液科）

41. 专家诊治类风湿关节炎（风湿科）

42. 专家诊治乙型肝炎（传染科）

43. 专家诊治下肢血管病（外科）

44. 专家诊治痔疮（外科）

45. 专家诊治尿石症（泌尿外科）

46. 专家诊治前列腺疾病（泌尿外科）

47. 专家诊治乳腺疾病（乳腺外科）

48. 专家诊治骨质疏松症（骨科）

49. 专家诊治颈肩腰腿痛（骨科）

50. 专家诊治颈椎病（骨科）

51. 专家诊治腰椎间盘突出症（骨科）

52. 专家诊治肩周炎（骨科）

53. 专家诊治子宫肌瘤（妇科）

54. 专家诊治子宫疾病（妇科）

55. 专家诊治妇科肿瘤（妇科）

56. 专家诊治女性生殖道炎症（妇科）

57. 专家诊治月经失调（妇科）

58. 专家诊治男科疾病（男科）

59. 专家诊治中耳炎（耳鼻喉科）

60. 专家诊治耳鸣耳聋（耳鼻喉科）

61. 专家诊治白内障（眼科）

62. 专家诊治青光眼（眼科）

63. 专家诊治口腔疾病（口腔科）

64. 专家诊治皮肤病（皮肤科）

65. 专家诊治皮肤癣与牛皮癣（皮肤科）

66. 专家诊治“青春痘”（皮肤科）

67. 专家诊治性病（皮肤科）

68. 专家诊治抑郁症（心理科）

69. 专家解读化验报告（检验科）

70. 专家指导合理用药（药剂科）